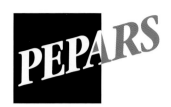

【ペパーズ】
編集企画にあたって…

JN115575

私には夢があります.

この国，この世界の人々が，等しく質の高い医療を受けることができるようになるということです.

いま私は形成外科医として手外科を中心とした診療にあたっています．医師になって四半世紀が経ちました．形成外科医として歩み始めた1998年には，まさか将来の私が手外科を専門にしているとは思いもしなかったでしょう．そうです，将来何を生業としているのかは誰もはっきりとわかりません．人の未来は予想もできません．いろいろ変わるんです．そうですあなたも手外科医になるかもしれません.

形成外科はマイナー科で一見狭いようで，非常に多岐にわたる専門分野があります．その中でも「手外科」はとっつきにくく，苦手意識をもつ先生もいるのはないでしょうか？　手外科専門医となった私でも苦手な分野はあります．人には様々な苦手分野があると思います．私は若い頃には骨や関節が苦手で，「マイクロだけできればなあ」，「皮弁はきれいにふれるんだけど」などと思ったものです．しかし「手」はマイクロや皮弁だけではないでしょう？　骨や腱などの組織があり，手術に至るまでの診断があり，後療法もあり，保険診療もあります．一筋縄ではいきません.

でも，その問題(苦手意識)をなんとか解決したいと思い，この特集を企画編集しました．誰しもが苦手で立ち止まりそうな分野に焦点をあてました．「苦手を克服する手外科」としてすべての項目は○○を克服するというテーマでエキスパートの方々に執筆していただきました．技術的な要素でだけではなく，保険診療や手外科専門医対策も盛り込みました．わたくしは，この特集の幾きれかが，おしまい，あなたのすきとおったほんとうのたべものになることを，どんなにねがうかわかりません．そしてこの特集を読んだ先生により，この世界の人々に本当のさいわいがもたらされますことを願っています.

2020 年 12 月

鳥谷部荘八

KEY WORDS INDEX

和　文

ー あ 行 ー

医科点数表　87
運動練習　73
ADC 値　31

ー か 行 ー

鑑別診断　9
漢方　62
キャスト(ギプス)固定　41
禁忌事項　1
腱　18
幻肢痛　62
抗生剤　62
国民皆保険制度　87
骨内鋼線締結法　48

ー さ 行 ー

再構成関数　31
サブスペシャルティ領域　94
指節骨骨折　48
手根管症候群　9
手部骨折　41
初期治療　1
神経　18
神経伝導検査　9
新鮮外傷　1
診断　1
診療報酬　87
スプリント　73
専門医試験　94
専門医搬送　1
装具　41

ー た 行 ー

注射　62
中手骨骨折　48
肘部管症候群　9
超音波検査　18
手　18
手外科　73,87,94

手外科医　94
手外科専門医　94
疼痛　62
徒手筋力テスト　9

ー な 行 ー

妊婦　62

ー は 行 ー

バディーテーピング　41
ハンドセラピィ　73
プレート固定術　48
プロトコル　73
保険診療　87
保存療法　41

ー や 行 ー

薬物　62

ー ら 行 ー

ラグスクリュー　48
ロッキングプレート　48

欧　文

ー A・B ー

ADC value　31
antibiotics　62
board of hand surgery　94
buddy taping　41

ー C・D ー

carpal tunnel syndrome　9
casting　41
conservative therapy　41
contraindications　1
cubital tunnel syndrome　9
diagnosis　1
differential diagnosis　9
drug　62
dual energy CT　31

ー E・F ー

emergency trauma　1
exercise practice　73
first treatment　1

ー H・I ー

hand　18
hand fractures　41
hand surgeon　94
hand surgery　73,87,94
hand surgery specialist　94
hand therapy　73
herbal medicine　62
injection　62
intraosseous wiring　48

ー L〜N ー

lag screw　48
locking plate　48
manual muscle test　9
medical fee　87
medical insurance treatment　87
medical score table　87
metacarpal fracture　48
national health insurance system　87
nerve　18
nerve conduction study　9

ー O・P ー

orthosis　41
pain　62
phalangeal fracture　48
phantom pain　62
plate osteosynthesis　48
pregnant woman　62
protocol　73

ー R・S ー

reconstruction algorithm　31
splint　73
subspeciality　94
subspeciality board certification examination　94

ー T・U ー

tendon　18
transport to specialists　1
ultrasonography　18

WRITERS FILE
ライターズファイル（五十音順）

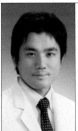

上原　浩介
（うえはら　こうすけ）
2004年　三重大学卒業
　　　　NTT東日本関東病院
2006年　東京大学整形外科
　　　　都立府中病院
2007年　名戸ヶ谷病院
2008年　都立駒込病院
2010年　国立障害者リハビリテーションセンター
2011年　東京大学整形外科，特任臨床医
2013年　同，助教
2014年　Mayo Clinic, the Tendon and Soft Tissue Biology Laboratory, Research Fellow
2015年　東京大学整形外科

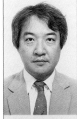

田中　克己
（たなか　かつみ）
1984年　長崎大学卒業
　　　　同大学形成外科入局
1988年　松江赤十字病院形成外科
1989年　大分中村病院形成外科
1992年　長崎大学形成外科，助手
1999年　同，講師
2003年　同，助教授
2008年　同，准教授
2015年　同，教授

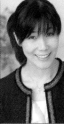

中島　祐子
（なかしま　ゆうこ）
1998年　東京女子医科大学卒業
　　　　広島大学整形外科入局
　　　　中国労災病院整形外科
2000年　広島市民病院整形外科
2007年　広島大学大学院修了
　　　　同大学病院整形外科，医科診療医
2012年　同，病院診療講師
2015年　広島大学大学院整形外科，助教
2018年　同大学大学院運動器超音波医学共同研究講座，准教授

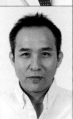

奥村　修也
（おくむら　しゅうや）
1990年　国立療養所東名古屋病院附属リハビリテーション学院作業療法学科卒業
　　　　聖隷福祉事業団聖隷浜松病院就職
1992年　佛教大学社会学部社会福祉学科卒業
2008年　聖隷クリストファー大学リハビリテーション学部，臨床准教授
2009〜16年　同，臨床教授
2017年　聖隷福祉事業団聖隷横浜病院
2018年　帝京平成大学環境情報学研究科修士課程修了

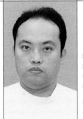

鳥谷部　荘八
（とりやべ　そうはち）
1995年　秋田大学卒業
　　　　平鹿総合病院，医員
1998年　東北大学形成外科入局，医員
2004年　同，助手
2006年　同，助教，手外科班チーフ
2010年　国立病院機構仙台医療センター形成外科手外科，医長
　　　　東北大学大学院医学系研究科，非常勤講師
2018年　岩手医科大学医学部，非常勤講師
2019年　東北医科薬科大学医学部，臨床教授
2020年　秋田大学医学部，非常勤講師
　　　　東北ハンドサージャリーセンター，代表

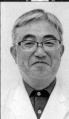

長谷川　和重
（はせがわ　かずしげ）
1990年　新潟大学医学部卒業
　　　　東北大学整形外科入局
　　　　関連病院で研修
1995年　いわき市立総合磐城共立病院整形外科
1999年　東北大学大学院医学研究科（整形外科）
2003年　石巻赤十字病院整形外科
2007年　米沢市立病院整形外科，科長
2013年　仙塩利府病院整形外科
2014年　同，手外科センター
　　　　東北大学整形外科，非常勤講師

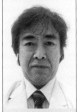

亀山　真
（かめやま　まこと）
1985年　慶應義塾大学卒業
　　　　慶應大学整形外科学教室入局
1987年　済生会神奈川県病院整形外科
1989年　平塚市民病院整形外科
1993年　国立栃木病院整形外科
1998〜1999年　英国Queen Victoria Hospital Plastic Surgery Unit，および，オーストラリアRoyal North Shore Hospital Hand and Microsurgery Unit留学
1999年〜　東京都済生会中央病院整形外科
2009年〜　同病院整形外科，担当部長
2016年〜　慶應義塾大学整形外科学教室，非常勤講師

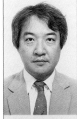

長尾　聡哉
（ながお　そうや）
1996年　日本大学卒業
　　　　聖路加国際病院外科系研修医
1998年　同病院整形外科
1999年　日本大学整形外科入局
2002年　駿河台日本大学病院整形外科
2002〜03年　米国テキサス大学ガルベストン校留学
2005年　日本大学大学院修了
　　　　埼玉県立小児医療センター整形外科，医長
2007年　駿河台日本大学病院整形外科，助教
2016年　みつわ台総合病院整形外科，副部長
2017年　板橋区医師会病院整形外科，部長

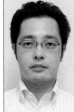

常陸　真
（ひたち　しん）
1999年　東北大学卒業
　　　　同大学放射線科入局
2001年　竹田綜合病院放射線科
2005年　東北大学病院放射線診断科，特任助手
2007年　岩手医科大学放射線医学講座，助教
2009年　東北大学病院放射線診断科，特任助手
2010年　同，助手
2013年　同，助教

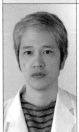

神田　俊浩
（かんだ　としひろ）
1998年　新潟大学卒業
　　　　同大学整形外科入局
1999年　新潟労災病院整形外科
2000年　厚生連長岡中央綜合病院整形外科
2001年　新潟大学整形外科手の外科班
　　　　鶴岡市立荘内病院整形外科
2004年　聖隷浜松病院整形外科
2006年　新潟県立小出病院整形外科
2008年　聖隷浜松病院手の外科，主任医長
2019年　同病院上肢外傷外科，部長

CONTENTS

苦手を克服する手外科

編集／仙台医療センター医長・
東北ハンドサージャリーセンター代表　鳥谷部荘八

外傷の初療を克服する─最低限ここまでやろう─……………………………鳥谷部荘八　　**1**

> 手指外傷の初期治療においては，その正確な診断と適切な治療が重要である．診断に必要な検査，開放創治療のコツについての基本的な事項と工夫点について述べる．また外傷を扱う形成外科医・整形外科医として知っておきたい注意すべき救急特殊疾患について，実際の症例を提示し解説する．

手のしびれの診断を克服する
─頚椎疾患，胸郭出口症候群との鑑別はこうする！─……………………長谷川和重　　**9**

> 末梢神経障害では該当する支配神経に沿った麻痺症状，頚椎疾患では髄節性の麻痺症状が起こるので，特に筋力低下に注目してその徴候を捉えることが鑑別のポイントである．

エコーを克服する─エコーを使いこなすために─………………………………中島祐子ほか　　**18**

> 手外科診療を行う上で，エコーは習得すべき必須の技術である．外来で観察することの多い腱と神経の疾患を中心に，苦手を克服するための画像描出・診断のポイントを解説する．

CT・MRIを克服する─読影まかせにしないために─…………………………常陸　真　　**31**

> CTの再構成関数の違いに注意する必要がある．MRIではT1強調像とT2強調像に加え，造影MRIが病変の質的診断や広がりの評価に有用であり，ADC値が腫瘍の良悪性の判断の決め手となることがある．

骨折保存療法を克服する─キャスト・スプリントの基本から─………………長尾聡哉　　**41**

> 日常遭遇することの多い，①舟状骨骨折，②基節骨骨折，③PIP関節背側脱臼・掌側板裂離骨折，④骨性マレット指，について，保存療法の適応およびポイントを詳述する．

◆編集顧問／栗原邦弘　中島龍夫
　　　　　　百束比古　光嶋　勲
◆編集主幹／上田晃一　大慈弥裕之　小川　令

【ぺパーズ】
PEPARS No.169/2021.1◆目次

手指の骨折手術を克服する ……………………………………神田俊浩　**48**

　　指節骨骨折および中手骨骨折に対する内固定法の基本と内固定法の選択および
　　手技について述べた．単純な鋼線固定に頼るのではなく，早期訓練に耐え得る強
　　固な内固定法を行わなければならない．

薬物療法を克服する―手外科に必要な薬のすべて― …………………上原浩介　**62**

　　手外科領域でよく使われる鎮痛剤，循環改善薬，抗菌薬，局所注射薬，関節リウ
　　マチ治療薬（周術期休薬期間，ステロイドカバー），漢方薬，妊婦・授乳婦への処
　　方について述べた．

リハビリテーションを克服する―OT・PTまかせにしないため― ……………奥村修也　**73**

　　手外科治療を成功させるには，手術とともにハンドセラピィの重要とされてき
　　た．ハンドセラピィは治癒状況により内容の変更が適宜行われる．本稿では，屈
　　筋腱・伸筋腱損傷修復後および中手骨骨折術後のハンドセラピィ・プロトコルを
　　示し運動練習やスプリントについて述べる．

保険診療を克服する―請求漏れや査定を回避するために― ………………亀山　真　**87**

　　手外科領域の手術治療における診療報酬算定では，複数部位，複数手術を行った
　　際の併算定を可能とするルールを熟知し，これらを有効活用することが重要であ
　　る．

手外科専門医を克服する―明日の手外科専門医のために― ………………田中克己　**94**

　　手外科専門医とはどのようなものであるのか．また，どうすれば専門医を取得す
　　ることが可能となるのか．本稿で，手外科専門医の基本的事項への理解と目標を
　　定めることが可能となる．

ライターズファイル………………………前付3
Key words index …………………………前付2
PEPARS　バックナンバー一覧………………105
PEPARS　次号予告…………………………106
ピンボード……………………………………104

「PEPARS®」とは Perspective Essential Plastic Aesthetic Reconstructive Surgery の頭文字より構成される造語．

足爪治療 マスターBOOK

新刊

足爪
治療マスター
BOOK

編集
高山かおる　埼玉県済生会川口総合病院皮膚科 主任部長
齋藤　昌孝　慶應義塾大学医学部皮膚科 専任講師
山口　健一　爪と皮膚の診療所 形成外科・皮膚科 院長

2020 年 12 月発行　B5 判　オールカラー
232 頁　定価 6,600 円（本体 6,000 円＋税）

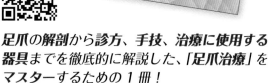

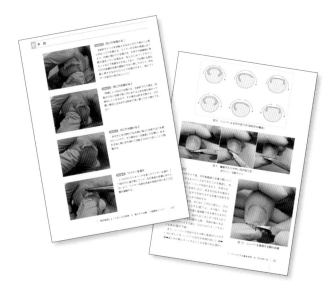

足爪の解剖から診方、手技、治療に使用する器具までを徹底的に解説した、「足爪治療」をマスターするための 1 冊！

種類の多い巻き爪・陥入爪治療の手技は、巻き爪：8 手技、陥入爪：7 手技を Step by Step のコマ送り形式で詳細に解説しました。

3 名の編者が「言いたいけど言えなかったこと、聞きたいけど聞けなかったこと」を語り尽くした座談会と、「肥厚爪の削り方」の手技の解説動画も収録！

初学者・熟練者問わず、医師、看護師、介護職、セラピスト、ネイリストなど、フットケアにかかわるすべての方に役立つ 1 冊です！

Ⅰ　イントロダクション ―爪治療にどう向き合うか―
Ⅱ　爪の解剖 ―爪をすみずみまで理解する―
Ⅲ　爪の診方 ―まず何を診るか―
Ⅳ　爪疾患の診方 ―疾患を知って，診断をマスターする―
　1. 局所原因によって生じる爪疾患の診方
　2. 爪の炎症性疾患の診方
　3. 爪部の腫瘍性病変の診方
Ⅴ　治療の基本編 ―治療を始める前にマスターしたいこと―
　1. フットケアの基本手技
　　A. グラインダーの使い方／B. 爪の切り方
　　C. 肥厚爪の削り方／D. 足トラブルを招かないための靴選び
　2. 爪治療の麻酔法
　　A. 趾神経ブロックによる爪部の局所麻酔
　　B. ウイングブロックによる爪部の局所麻酔
Ⅵ　治療の実践編 ―さあ爪治療をマスターしよう！―
　1. 局所原因によって生じる爪疾患
　　A. 爪治療フローチャート
　　B. 巻き爪の治療
　　1）超弾性ワイヤー／2）3TO（VHO）巻き爪矯正法
　　3）B/S® SPANGE／4）ペディグラス
　　5）巻き爪マイスター®／6）Dr. Scholl 巻き爪用クリップ®
　　7）巻き爪ロボ／8）PEDI+® Pt. Gel

　　C. 陥入爪の治療
　　1）アンカーテーピング法および window テーピング法
　　2）肉芽埋没法／3）ガター法／4）コットンパッキング
　　5）爪母温存爪甲側縁楔状切除術
　　6）爪甲・爪母を温存した陥入爪手術（塩之谷法）
　　7）NaOH 法（フェノール法）
　2. 爪の炎症性疾患の治療
　3. 爪周囲のいぼの治療
　4. 爪部腫瘍性病変の手術療法
　5. 爪に関連する手術・処置の保険上の注意
Ⅶ　わたしの治療セット
　1. パターン①／2. パターン②
　3. パターン③／4. パターン④
足爪座談会／索　引

COLUMN
1. 爪甲鉤弯症という病気
2. 注射が痛いのは針を刺す時だけではない
3. 巻き爪に対する外科治療―アメリカにおける治療の考え方―
4. ワイヤー治療の失敗例
5. 陥入爪・巻き爪の手術に伴うトラブル

全日本病院出版会　〒113-0033　東京都文京区本郷 3-16-4　Tel：03-5689-5989
www.zenniti.com　Fax：03-5689-8030

PEPARS No.169：1-8, 2021

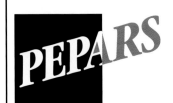

◆特集／苦手を克服する手外科

外傷の初療を克服する
―最低限ここまでやろう―

鳥谷部　荘八*

Key Words：新鮮外傷(emergency trauma)，診断(diagnosis)，初期治療(first treatment)，禁忌事項(contraindications)，専門医搬送(transport to specialists)

Abstract　手指の外傷は初期治療の成否によりその後の機能や整容が決まると言っても過言ではない．初療から手外科専門医による治療は現実的には困難であり，手外科を専門としていない医師による治療が行われることが多い．そのような状況において，救急の現場で「やるべきこと」，「やってはならないこと」を理解し，実践することが大切である．正確な診断，適切な麻酔，創の処置，解剖学的修復，適切な抗菌剤の投与，ドレッシング，固定，そして専門医へのコンサルトのタイミング，それぞれを抜かりなく行う．また待機できる外傷と緊急性の高い外傷を理解し，判断の遅れにより不幸な結果とならないように十分注意することが必要である．

はじめに

　手指の外傷は日常よく遭遇し，その治療の機会は比較的多い．また手指は機能的，整容的側面から専門性が高く，患者の要求度も一層高くなってきている．特に初期治療がその後の結果を大きく左右するため，初期治療の重要性は高く，患者のQOLを大きく左右する．初療から手外科専門医による治療は現実的には困難であり，手外科を専門としていない医師による治療が行われることが多い．そのような状況において，いかに初療をうまくこなすかが問題となる．すなわち，実際の救急現場で「やるべきこと」，「やってはならないこと」を理解し，実践することが大切である．専門医につなぐために必要な知識と技術は一般形成外科医，整形外科医，救急医に欠かせない．なお，力量的に手外科専門医と同等かそれ以上の医師はも

ちろん，この場で論じる治療をベースに更なる治療を施し，「使える手」，「美しい手」を再建すべきである．

手指外傷の診断

1．救急搬送時の対応

　外傷患者を診察するにあたり，まず初めに行うべきことは，生命に危険を及ぼすような重篤な病態や疾患がないかどうかを確認することである．多発外傷であれば内臓損傷や頭部頭蓋内損傷，脊髄損傷などの中枢神経系の診断と治療が優先される．多発外傷でなくとも，受傷機転をよく確認し，隠れている損傷を予想することが重要である[1]（図1）．一方純粋な手指のみの外傷において，ただちに生命に危険を及ぼすような状況は，大量出血のみである．これは鎖骨下動脈や上腕動脈などの大血管（橈尺骨動脈にはあまり認められない）が部分断裂を起こした時に多く認められる．また主幹血管の損傷があっても，出血による血圧低下と血管攣縮により出血が止まった状態で搬送される場合がある．このため出血性ショックを見落とす可能性がある[2]．

＊ Sohachi TORIYABE, 〒983-8520　仙台市宮城野区宮城野二丁目11番12号　仙台医療センター形成外科手外科，医長/東北ハンドサージャリーセンター，代表

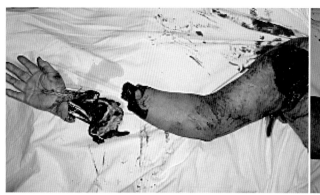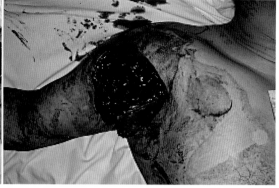

図 1. 54 歳，男性．裁断器に巻き込まれ右上肢二重切断（Gastilo Ⅲ C）．
Major 切断により緊急手術．右血胸と右第 2〜4 肋骨骨折が後に判明した．

やるべきこと　大量出血の際のマネージメント
① まずは局所圧迫．これでだめなら，
② 患肢挙上して乏血状態とし，局所圧迫．だめなら，
③ ②＋止血帯や血圧計カフを巻いて，収縮期血圧＋100〜150 mmHg で加圧
④ これだめならすぐに手術室へ

　肩関節部など止血帯が巻けない場合，局所圧迫困難であれば滅菌手袋を装着し，創内血管を直接圧迫するかブルドック鉗子を用いて止血し，そのまま（手を入れたまま）手術室へ搬送する．救急室に電動式エアターニケットがあると便利だが，現実的にはないことの方が多い．

やってはならないこと　安易な止血
　闇雲に創内を詮索し血管を結紮したり，電気メス，バイポーラによる止血は行ってはならない．のちの再建が困難なものになる．血管からの出血コントロールが困難な状況では，血管吻合に長けた形成外科医や外傷整形外科医，血管外科医をすぐに招聘する．止血が十分になされ，バイタルサインが安定したらゆっくり診察に移る．

　2．病歴聴取
　一見派手な切断や多発外傷に目がいきがちとなって問診は軽んじられることも多い．臨床の場に慣れてくると特に注意を要する．当たり前のことではあるが，問診は非常に重要である．

　A．現症と受傷機転
　混乱している患者から正確な情報を得るために，具体的に問うとよい．
「どのような場所で？　工場，農場，海，河川，山など」

「どのようにして怪我をしたか？」
「何かの器物，機械による怪我か？」
「器物や機械の性状や特徴はなにか？」
「どのくらいの力や圧がかかったか？」
「受傷の瞬間に手はどんな位置にあったか？　握り？　開き？」
「汚染の状況は？」
　しかし，パニックに陥っている患者から正確な情報を引き出すのは困難であるのも事実である．可能であれば，同席者や目撃者からの聴取も行う．特に受傷した場所は重要であり，農場や海洋汚染，ゴミ収集などでの受傷は感染の確率がかなり高いものとなる．

やるべきこと　具体的な聴取 ①〜③ の項目
① 必ず利き手を聞く．できれば仕事内容や趣味なども．
② 損傷部位，左右は直ちに記録する．後回しにするとカルテ間違いのもとになる．
　可能であれば臨床写真を数枚撮影し，カルテに貼付する．
③ 労災であるか否かを確認する．巧みに労災隠しをするケースもあり，労働者保護の観点から怠ってはならない．

やってはならないこと　外観や画像所見のみで診断，治療にあたること

　B．既往歴
やるべきこと　具体的な聴取 ①〜③ の項目
① 病気について
　腕神経叢ブロックや全身麻酔の際，術後合併症回避のためにも，糖尿病，心血管疾患，肝疾患，

血液凝固異常，肺疾患，腎疾患（透析の有無など
も）などについて必ず確認する．現在使用中の薬
物（特に抗凝固薬，抗血小板薬，ステロイド，抗リ
ウマチ薬など），アレルギーの有無，最終の食事や
飲水の時間を確認する．

② ワクチンなどについて

破傷風ワクチン歴を聴取する．成人は忘れてい
ることが多い．汚染創で迷ったら躊躇なくトキソ
イドを行う．特に動物咬創では狂犬病ワクチン接
種を確認する必要がある．狂犬病は1950年代より
本邦発生例はないが，海外での受傷例は3例ある．
イヌだけでなくハムスターなどのほ乳類でも起こ
り得る[3]．ワクチンについては別の項で詳述する．

③ 手指の外傷歴

受傷した手指に，外傷や先天異常などの既往歴
がないか聴取することは極めて重要であり，その
後の治療にも大きく影響する．しばしば労働災害
として発生する手指外傷であるが，既に同部位を
損傷していることもあり，後遺症障害認定などで
トラブルとなる可能性もある．十分に確認する必
要がある．

3．診　察

A．患者の評価

上記の全身状態の把握，既往歴，受傷機転につ
いて評価する．年齢，性別，職業，利き手，趣味
などにより術後の QOL が大きく左右されること
を認識する．また術後のリハビリテーションの必
要性についても検討する．

B．創の評価

正確な創の評価は十分な鎮痛と止血，洗浄など
が行われなければ困難である．実際の救急外来に
おいては，より重症な損傷が隠されていることを念
頭に置いて治療計画を立てる．下記の項目につい
て速やかに評価をし，必要や検査や麻酔方法，術
式，準備器具，入院の有無について手配する．

1）創の性状や血行

開放創はすべからく何らかの皮膚損傷を伴う．
大きな皮膚欠損には植皮や皮弁を要すること，
Flap 状の創や挫滅創の場合，常に血流障害がある
ことを念頭に置く．また損傷皮膚の辺縁も，残す
べきか切除すべきか考える．刺創や咬創など（後

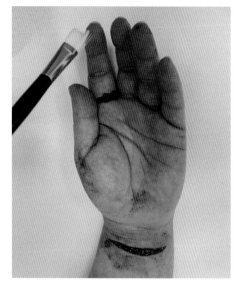

図 2．筆による示指指尖部の知覚検査．左手関節切創
（文献 5 より引用）

述），一見小さく問題のない創でも，重篤な組織の
損傷が隠されていること，常に深部組織損傷や異
物，感染を疑うことを忘れてはならない．

やるべきこと　刺創や咬創は深部組織損傷，感染
を常に疑う

2）部位や範囲，深度

創の部位は範囲がどのようになっているのか？
解剖学的に深部組織を判断し，損傷重要臓器（神
経，血管，筋，関節など）を予想する．また，創が手掌
か背側か？　クリース（皮線）や関節に直交してい
るか？　などにより術後の瘢痕拘縮の予想も行う．

3）深部組織の損傷（骨・関節，神経，血管，筋
　　腱など）

受傷機転や外観の変形などにより骨関節損傷は
ある程度判断できるが，X 線検査は必須である．
指骨骨折は，手全体の正面像，斜位像では見落と
すことがあるので，各指の正面，側面像を撮影す
る[4]．必要に応じて CT（粉砕骨折や手根骨骨折，
膿瘍，異物など）を追加オーダーする．神経・血管
損傷は外観ではわからないことが多く，知覚検査
も痛がる患者から正確に聴取することは困難であ
る．救急患者の場合には正確な知覚検査ができな
いことも多く，神経損傷の有無を確認するために
は筆などによる検査を行う（図 2）．その際，「触っ
ているのがわかるか？」と尋ねるのではなく，正

中神経や尺骨神経の固有知覚領域の知覚の差異を問う方がよい(例えば示指と小指の指尖部の比較). 患者は疼痛と恐怖から混乱していることも多く, 正確に検査ができないことが多いが, この筆による検査は救急外来では簡便で有用である[5]. 筋・腱損傷については resting position や自動運動により確認し, 予想する. 自動屈曲伸展が可能であっても, 不全断裂もあり, 「指は曲げられるので腱は大丈夫」などと言って, 後日完全断裂して外来に再診することのないように注意する. また腱損傷, 血管損傷はエコー検査が簡便で, 有用である. 主要血管損傷においてCTAは必須である[6].

やるべきこと 重度四肢外傷は臨床写真, 単純X線, CT, CTA を行い, 各損傷組織の程度を表にしてまとめ, 治療方針に役立てる

4) 汚染の状況

開放創はすべて汚染されていると判断し, 感染に対する適切な処置を要する. 明らかな泥や砂, セメント, 木片などの異物の存在により感染創のリスク判断を速やかに行い, 破傷風の予防と適切な抗生剤の投与を行う(詳細は別の項目を参照). また酸やアルカリ損傷などもあるが, 決して中和することのないように注意する(中和熱による二次損傷が考えられる). 清掃作業中に使用されるフッ化水素による化学熱傷の場合は, グルコン酸カルシウム(カルチコール®など)の局所投与を考慮する. またフェノールは水に溶解しないため, ポリエチレングリコール(マクロゴール®など)を用いて除去する. 汚染創の清浄化は無麻酔では困難である. 救急医が腕神経叢ブロック麻酔なしで, 上肢の創洗浄を行うことを見かけるが, 厳に慎むべきである.

やるべきこと しっかりとしたデブリドマンは腕神経叢ブロックや全身麻酔下に止血帯を用いて行われるべきである

4. 治療の原則

手指の開放創の原則として以下の5項目が挙げられる[1].
① デブリドマン, 感染の防止
② 骨のアライメントの正常化
③ 損傷組織の修復
④ 創の閉鎖
⑤ 拘縮の防止

重度四肢外傷を除いて, 緊急を要する新鮮外傷は血流障害をきたしているものである. 緊急で血行再建(血管吻合など)を要する外傷は上記の診断, 治療を速やかに行った後, 専門施設に搬送すべきである. また注意すべき, 緊急で搬送すべき特殊外傷を後述する. 逆に言うとそれ以外のほとんどの疾患(骨折, 腱損傷, 神経損傷などの単独損傷)は上記の適切な処置後に後日, 可及的早期に手外科専門施設への紹介でよい.

やるべきこと 重度四肢外傷, 血行再建を要するもの, 特殊外傷は適切な応急処置後に早期に手外科専門施設へ搬送する. それ以外は待機的でよい

創の形態による特徴

やるべきこと 創の形態により対応・処置が異なることを理解する

やってはならないこと 深追いはしないこと

1. 切創

カッターや包丁, 割れたガラスなどによる鋭利損傷なので, デブリドマンはほとんど不要で直接縫合が可能であることが多い. しかし肉や魚を調理した包丁などは雑菌の汚染があるため, 十分な洗浄処理が必要となる. 創は深いことも多く, 神経, 血管, 腱損傷を常に念頭に置いて診療する. 手掌よりも近位のガラス創は皮膚損傷の程度に比し深部組織損傷の程度が大きいことがあり, 救急外来での処置にとどまらないこともある. また鉛を含むガラスはX線で確認できるので組織内遺残がないか確認する[1].

非利き手の手関節〜前腕掌側の切創は自殺企図による自傷行為であることが多く, 創処置のみならず精神科受診を要する.

2. 鋸創, 挫創

挫創は複雑に挫滅断裂していることが多く, 最小限のデブリドマンを行い, 粗に縫合または遊離植皮, 人工真皮などを利用する. 鋸創は電動丸鋸によるものが多い. 非鋭利損傷なので創縁のデブ

リドマンは必要になるが，組織欠損の程度は少ないので，直接縫合は可能である．しかし切断に至らない場合でも骨皮質まで歯形がついていることもあり，腱の癒着の危険性は高い．

3．擦過創，外傷性皮膚欠損創

皮膚表層より深部に段階的に削除されて生じる．皮膚は一部剥脱されるだけにとどまり，周囲組織や剥脱部下面の組織は摩擦損傷の状態となる．砂や小石が埋没していることもあり，局所麻酔下に洗浄・ブラッシングを行い，外傷性刺青を防ぐ．比較的浅い創が多いが，真皮深層にいたると治癒に時間がかかり，肥厚性瘢痕となり，遊離植皮を要することもある．創傷被覆材や b-FGF 製剤などを用いることが多い．

4．刺　創

先端の細いものによる損傷で，金属や刃物だけではなく，木の棒やプラスチックの器具などにも生じ得る．治療上の注意点は神経血管などの合併損傷の有無を確認することと感染症を防ぐことである．一見創口は小さいが深部に至っており，合併損傷の有無を確認すべく可能な限り開創して展開する．古釘や木片による刺創は感染のリスクが高いため，創を拡大し，洗浄とデブリドマンを行う必要がある．感染が疑われる場合には縫合せずに，ドレナージを図る[1]．

5．切　断

切断指や major amputation が挙げられ，再接着するか否かが問題となる．切断指再接着については誌面の関係上割愛する．特に治療方針に迷う，指尖部切断について述べる．図3のごとく，完全・不全切断により方針が異なる．また完全切断では切断レベル，方向，末節骨の状態（欠損，露出，粉砕など）でも治療方針が異なる[7]．しかしできるだけ早急に自家組織を用い，瘢痕や知覚障害のより少ない整容的にも満足できる指尖部を再建するという大原則は変わらない．

断端形成における注意点を以下に述べる[1]．
① 指動脈は結紮処理すること．
② 指神経は近位まで剥離し，牽引して鋭的に切断する．

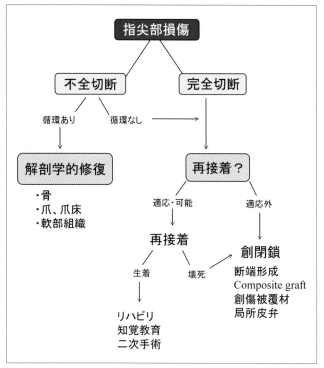

図 3．指尖部損傷の治療方針
（文献7より引用）

③ 伸筋腱，屈筋腱は軽く引き出して切離する．伸筋腱と屈筋腱を縫合して断端を被覆してはならない
④ 腱の付着のない指節は温存しない．
⑤ 関節離断では先端の指骨切除し，よい形に整える．

特殊性開放損傷

やるべきこと　特殊外傷は緊急で手外科専門施設に搬送すべきである
やってはならないこと　浅い知識や技術で特殊外傷の治療にあたってはならない

1．手袋状皮膚剥脱創（degloving injury）

手袋などをローラーやベルトに巻き込まれ，皮膚が手袋を脱ぐように剥脱される外傷である．皮膚は全周性に剥脱されることが多く，神経・血管束は手掌腱膜深部にあるため，皮膚側についていくことはほとんどない．剥脱した皮膚には血行がないため，再縫合しても壊死に陥る．損傷程度により以下に分類される．

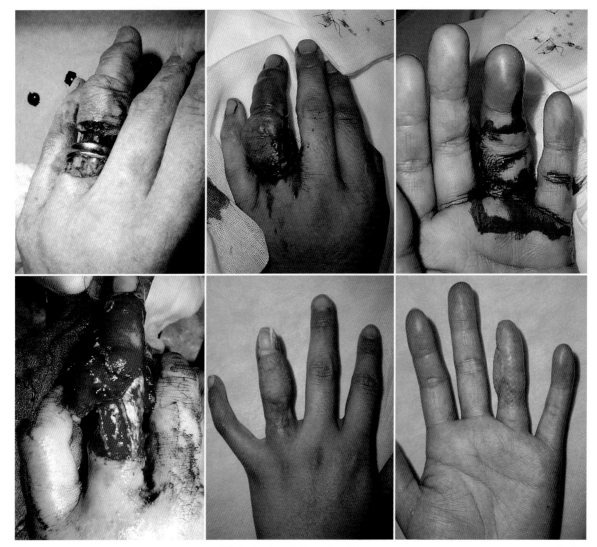

a	b	c
d	e	f

図 4. 31 歳, 女性. Ring injury
　　a：前医搬送時の所見
　　b，c：当院搬送時(受傷 25 時間後)の所見. タイトな縫合. 指尖部血流の微
　　　　弱な温存を認めた.
　　d：手関節部より静脈 2 本移植し，緊急ドレナージ施行(受傷 27 時間後)
　　e，f：術後 1 年 6 か月. 皮弁形成など複数回の手術を施行した.

Class Ⅰ：不完全皮膚剝脱, 剝脱部位より末梢の
　　　　血行は良好

Class Ⅱ：不完全皮膚剝脱, 剝脱部位より末梢の
　　　　血行は不良. 骨折の合併なし

　A，V：動静脈の再建必要

　A：静脈の再建必要

　V：静脈の再建必要

Class Ⅲ：class Ⅱ＋骨折

Class Ⅳ：完全皮膚剝脱か, 皮膚剝脱を伴った切断

治療は症状によって様々であるが, マイクロ

サージャリーを用いることが多い. しかしながら
広範囲欠損の場合には腹部皮弁により被覆せざる
を得ない場合が多い.

2. 指輪型皮膚剝脱創(ring injury)(図 4)

手袋状剝脱の特殊型である. 指輪が何に引っか
かり, 皮膚ごと抜けてしまう損傷である. 女性に
多く, 洗濯機や餅こね器による家庭内事故や柵や
乗り物から飛び降りた際に指輪が引っかかると
いった偶発事故による. マイクロサージャリーに
よる血行再建が必要. 予後は非常に悪い.

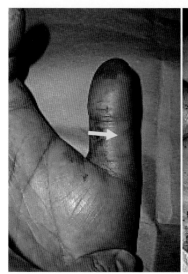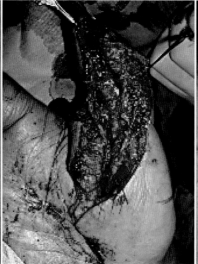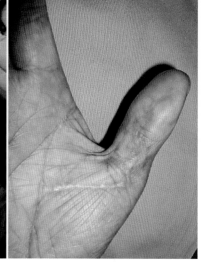

a | b | c

図 5. 58 歳，男性
a：スプレーガンにより受傷．矢印が刺入部位
b：緊急デブリドマン．腱鞘に沿って鉛塗料が埋入
c：術後 1 年．可動域制限なく，軽度の知覚低下のみ認める．

3．高圧注入損傷（図5）

高圧で噴出された化学物質やガスが誤って手指に注入されて起こる外傷である．ほとんどが塗装作業中に生じる労働災害で，比較的少ない外傷だが非常に重篤な損傷となる．一見軽症のようにみえるが時間が経つと疼痛が増強し，注入され広がった部位に沿った痛みを生じる．注入物質は腱鞘や筋膜下神経血管束に沿って広がり，より近位にまで至る（図5）．速やかに手術室にて腕神経叢ブロックまたは全身麻酔にて切開減圧，デブリドマンを行う．

4．熱圧挫創

熱圧挫傷（ヒートプレス損傷）とは熱性の固体が圧力を伴って接触することでより深達性の高い損傷をきたす特殊損傷である．熱と圧力の相互作用により深い損傷となり，容易に腱，神経，骨に達する．損傷は手背に多く，皮膚は境界明瞭な深達性II度かIII度熱傷であり診断は容易だが，深部組織の損傷程度の判断は難しい．また受傷後も血行障害が進み壊死が進行することもある[8]．手指においては特に手背損傷が高度損傷となることが多く，皮弁や植皮などを組み合わせて治療する．

5．咬創（ヒト，動物など）

A．ヒト咬創

歯や口腔内の細菌による感染が成立しやすい．自損，相手の歯牙が関節部に及ぶもの，使用後の爪楊枝などにも発生する．特に拳で相手を殴った時に相手の歯により手背のMP関節部を受傷するKnuckle-tooth injuryは化膿性関節炎をきたす．10～20歳代の男子に多く，中環指のMP関節背側に好発する．True biteは指末節部に多い．感染は高率に生じるため，徹底的な洗浄とデブリドマンを行い，縫合はしない[1]．

B．動物咬創

ネコ咬創は嫌気性菌が多く，破傷風のリスクもある．

• ネコ引っ掻き病：高熱を伴い，腋窩リンパ節腫脹（鶏卵大）を生じる．

イヌ咬創での狂犬病は本邦では発生していないが，渡航者には注意し，ワクチンを考慮する．

• 狂犬病：潜伏期10～14日．発熱，倦怠感が初期症状．脳炎期に至り4日で死に至る．

• ヘビ咬創：日本ではマムシ，ハブ，ウミヘビ，ヤマカガシなどによる．
灼熱痛と知覚異常が初期症状．浮腫，紅斑，水

疱形成など．頭痛，悪心，腹痛下痢，中枢神経症状を呈し，ショックに至る．治療は咬創部の切開毒素吸引(15分以内)．ICUにて全身管理を要することもある．

6．異物迷入

異物が真皮や皮下に埋入され，生体内で異物反応やアレルギー性肉芽腫反応が起こる．異物刺入部に一致した有痛性あるいは無痛性の丘疹，皮下結節などの隆起性病変や排膿がある．

詳細な病歴聴取により診断は容易であるが，部位に関しては超音波やMRIが有用．病態や症状によっては緊急手術もあり得る．

7．電撃傷

高圧電流による組織損傷であり，電気抵抗の高い皮膚や骨に電流が流れると高熱を発し，組織損傷をきたす．また神経，筋，血管は電気抵抗が低く電流を流しやすい．局所的にはコンパートメント症候群をきたしやすいため，筋膜切開による除圧，良肢位での固定を要する．壊死範囲が判明する10～14日頃にデブリドマンと創の閉鎖を行うが，温存できる組織の判断が極めて困難である．高度損傷では切断になることも多い[8]．

- Conductive burn：電気抵抗は皮膚，皮下組織，骨で高く電流が流れるとこれらの組織は高熱を発生する．深部では高熱で骨周囲に筋壊死を生じる．電流が流れた神経は変性し，血管は閉塞．
- Arc burn：電導子間に起こる arcing current は3,000℃以上となり深い熱傷を起こす．電極となった手に限局した炭化が生じる．

8．コンパートメント症候群

しびれを主訴に救急外来を受診する患者に本疾患が隠れている場合もあり，注意を要する．コンパートメント症候群は骨，筋膜，骨間膜，筋間中隔によって構成される筋区画(コンパートメント)内の内圧の上昇によって，その中にある筋や神経が圧迫され壊死などの不可逆性変化をきたす可能性がある．原因は外傷，腫瘍，内因性の血管損傷，などが挙げられるが，ギプス固定などの医原性損傷もあり得る．

筋内圧測定を行い，40 mmHg 以上であれば筋膜切開術(fasciotomy)を考慮する．筋膜切開による減圧は，発症後6時間以内に行う必要がある．発症後24時間を経過すると筋組織や神経組織に不可逆的な変化をもたらし，高度な機能障害を残すことがある[1)8)]．

まとめ

一般形成外科，整形外科において手指の外傷は日常よく遭遇するものであり，初療によって患者の予後が決まると言っても過言ではない．本編は初診医として必要最低限の知識を整理し，実践する目的を主眼に置いた．実際の救急現場で「やるべきこと」，「やってはならないこと」を理解し，実践することが大切である．専門医につなぐために必要な知識と技術は一般形成外科医，整形外科医，救急医に欠かせない．特に緊急を要する特殊損傷は深追いせずに，専門施設へのコンサルテーションが望ましいと考える．

参考文献

1) 成澤弘子：開放性損傷．手外科診療ハンドブック改訂第2版．斎藤英彦ほか編．90-99，南江堂，2014．
2) 島田賢一，川上重彦：重度外傷の初期治療．形成外科．**54**：743-753，2011．
3) 小倉弘明：家畜の感染症対策の30年と動物衛生研究のこれから．日獣医師会誌．**71**：538-540，2018．
4) 福本恵三：手足の外傷・変形　初期治療の要点．形成外科治療手技全書 Ⅲ 創傷外科．平林慎一ほか編．82-86，克誠堂出版，2015．
5) 鳥谷部荘八：【四肢外傷対応マニュアル】四肢神経損傷の治療―実際の症例から学ぶ―．PEPARS．**134**：89-100，2018．
6) 土田芳彦：【四肢外傷対応マニュアル】重症四肢外傷における初期治療のあり方．PEPARS．**134**：1-10，2018．
7) 鳥谷部荘八：【爪・指尖部の治療】指尖部新鮮外傷の初期治療．PEPARS．**13**：23-26，2007．
8) 鳥谷部荘八ほか：外傷と再建　軟部組織損傷．形成外科．**63**：133-138，2020．

PEPARS No.169：9-17, 2021

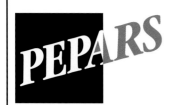

◆特集／苦手を克服する手外科

手のしびれの診断を克服する
—頚椎疾患，胸郭出口症候群との鑑別はこうする！—

長谷川　和重*

Key Words：手根管症候群（carpal tunnel syndrome），肘部管症候群（cubital tunnel syndrome），神経伝導検査（nerve conduction study），徒手筋力テスト（manual muscle test），鑑別診断（differential diagnosis）

Abstract　　手外科領域で日常的に遭遇する頻度の高い末梢神経障害の診かた，考え方について，頚椎疾患との鑑別点を中心に述べた．末梢神経障害では該当する支配神経に沿った麻痺症状，頚椎疾患では髄節性の麻痺症状が起こるので，特に筋力低下に注目してその徴候を捉えることが鑑別のポイントである．そのためには手指の筋力評価を正確に行うことが必要で，筆者の行っている手技を示した．神経伝導検査は臨床診断を客観的に示す手段として有用で，特に頚椎疾患は後根神経節より近位の障害であるので知覚神経活動電位（SNAP）が正常であることが鑑別に有用である．

はじめに

　日常の手外科診療において，手のしびれを訴えて来院する患者は多い．手術適応となる場合のほとんどは手根管症候群（carpal tunnel syndrome；CTS）か肘部管症候群（cubital tunnel syndrome；CuTS）であり，この2つをきちんと診断することは手外科医として必須である．ほとんどの場合，病歴，理学所見で概ね診断可能であるが，教科書的でない症例がたまにあり，診断に苦慮することがある．よくあるのが，手のしびれが末梢神経疾患であるのか，頚椎由来であるのかという事例である．自験例では手根管症候群であるのに，頚椎を手術された例や，その逆の症例も経験している[1]．末梢神経疾患（特にCTS，CuTS）と頚椎疾患との鑑別は私の手外科診療の重要なテーマの1つとしてこれまで診療にあたってきた．私見が中心ではあるが，診療の実際を示すとともに客観的診断法としての神経伝導検査についても述べる．

* Kazushige HASEGAWA, 〒981-0133 宮城県宮城郡利府町青葉台2-2-108 仙塩利府病院整形外科/手外科センター

末梢神経疾患と頚椎疾患との鑑別のポイント（総論的事項）

　整形外科に手，上肢のしびれ感を訴える患者が来院した場合，頚椎のX線や頚椎MRIがオーダーされ，変形や圧迫所見があると，原因はそれであると説明されることがあるが，本当にそうだろうか．画像所見と臨床所見に整合性があることが大切である[2]．

　医局のある後輩に「手根管，肘部管と頚椎症由来のしびれをどう鑑別するか」と聞いてみた．「頚椎を後屈して上肢にひびく感じがあれば頚椎疾患，手根管部を叩打して指先にひびけば手根管，肘部管部を叩打して小指の先にひびけば肘部管」との答えが返ってきた．一理あるが，当然それでは十分ではない．患者の主観による評価なので，どの程度ひびいたら陽性とするのか，またそのような徴候が起きない場合でも当該疾患である場合がある．

　頚椎症性神経根症および末梢神経障害の臨床所見としては，前述のような ① 神経刺激徴候に加えて，② 知覚障害，③ 筋力低下，がみられる．それらから総合的に判断して診断を決定する．それ

表 1. CTS，CuTS と頚椎症（C8 根症）との鑑別（文献 1 から引用）

CTS では手関節以遠の正中神経支配筋，CuTS では肘部以遠の尺骨神経支配筋，C8 神経根障害では C8 髄節支配筋の筋力低下を確認する．CTS，CuTS では当該神経の SNAP（知覚神経活動電位）が低下～消失する．C8 神経根障害は節前障害であるので SNAP は保たれる．

	手根管症候群 （CTS）	肘部管症候群 （CuTS）	C8 神経根障害 （C8 root lesion）
●総指伸筋（EDC）	N	N	↓
●小指外転筋（ADM）	N	↓	↓
●第 1 背側骨間筋（FDI）	N	↓	↓
●短母指外転筋（APB）	↓	N	↓
●深指屈筋（FDP）	N/N/N/N	N/N/N/↓	↓/↓/↓/↓
・正中神経 SNAP	↓	正常	正常
・尺骨神経 SNAP	正常	↓	正常

N：正常（MMT 5）
深指屈筋（FDP）は示指/中指/環指/小指

それ必須の事項ではあるが，私は特に③ 筋力低下，を最も重視して診療を行っている．その理由を次に2つ述べる．

1つ目は，筋力低下（すなわち麻痺症状）があれば，神経障害の程度が重度で手術が必要な場合があるからである．そのような場合には整形外科医，手外科医として神経除圧などの対応が速やかに求められる．

2つ目は，筋力低下の分布をみることが，末梢神経疾患と頚椎疾患の鑑別そのもの，本質にほかならないからである．すなわち，末梢神経疾患では当該神経の支配筋に限局した筋力低下が起こり，頚椎疾患（神経根症）では当該髄節支配筋の筋力低下が起こる．筋の支配髄節（筋節）に関しては成書に記載があり，幅を持って書かれているが，主な支配筋節に注目すればよい．私は，園生の筋節表[3]を参考にしている．

手根管症候群，肘部管症候群，頚椎症性神経根症（C8 根症）との鑑別

日常診療で問題になりやすい上記3疾患の鑑別のポイントについて述べる．CTS は手関節部での正中神経の圧迫により，いわゆる低位正中神経麻痺症状を呈する．筋力低下の起こる主な筋は短母指外転筋（abductor pollicis brebis；APB）である．この筋は C8，T1 筋節（T1 優位）である．CuTS は肘部での尺骨神経の圧迫により，いわゆる高位尺骨神経麻痺症状を呈する．筋力低下の起こる主な筋は小指外転筋（abductor digiti minini；ADM），第 1 背側骨間筋（first dorsal interossei；FDI），深指屈筋（flexor digiti profundus；FDP）尺側であり，筋節は主に C8 である．筋節が主に C8 の筋には総指伸筋（extensor digiti communis；EDC）があるが，これは橈骨神経支配である．CTS では正中神経支配筋のみの筋力低下，CuTS では尺骨神経支配筋のみの筋力低下が起こり，他の末梢神経支配筋の筋力は正常である．一方 C8 根症では C8 髄節（筋節）支配筋の筋力低下が起こるため，APB，ADM，FDI，小指 FDP に加えて EDC の筋力も低下する．以上をまとめると表1の所見のようになる．合わせて，知覚障害の範囲が疾患に矛盾しないか確認する．C8 の知覚髄節は環指小指であるが，頚椎由来の場合，他覚的知覚障害が明瞭でないことがよくある．CTS，CuTS の他覚的知覚障害は明瞭である場合が多く，特に環指橈尺側の知覚分離（橈側は正中神経支配，尺側は尺骨神経支配）は頚椎疾患では起こり得ないので，臨床的意義が高い．

手の筋力評価のポイント

筋力低下の重要性については前述したが，その評価方法については決して簡単ではない．

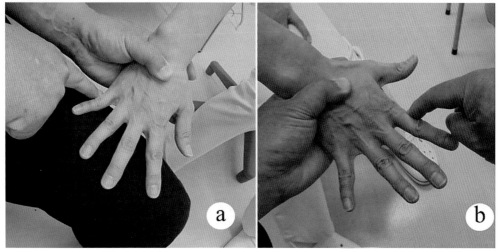

図 1. 小指外転筋（ADM），第 1 背側骨間筋（FDI）の診かた[1]
基節部に力を加えて評価する（a，b）．指先端部に力を加えての評価では健常人で
も動くため，筋力低下ありと誤って判断されてしまう．drop finger では MP 関節
を伸展位に保持して診ることで正常であるかを確認することができる．筆者は患
者の手を検者の膝の上に置かせて判定している（a）．

抗重力の影響はほとんど受けないと考えられる
ので，MMT 2 と 3 の区別が困難である．重要な
ことは筋力が正常か否かということで，MMT 5
と 4 の区別が重要である．そのためには MMT を
単なる力くらべではなく，ある一定の肢位が崩れ
た時を所見ありとする「break test」[4]であると理
解して行うことが大切である．

手の MMT 評価で鍵となるのは EDC，ADM，
FDI，APB であり，手技のポイントを順に述べる．

1．EDC

IP 関節伸展は主に虫様筋・骨間筋の作用であ
り，EDC は主に MP 関節伸展に働く[5]．したがって
EDC の筋力評価では，指先端ではなく，基節部に
力を加えて MP 関節の伸展力を評価する．最大伸
展位で動かなければ「MMT 5：正常」と評価する．
麻痺がある場合に指伸展を命じると，患者は手関
節を掌屈し，指伸筋に緊張を与えて（tenodesis 効
果）で指を伸ばそうとする．一見，指が伸展するよ
うに見えるがこれは trick movement である．手関
節背屈位で（tenodesis 効果が出せない状態にして）
MP 関節が伸展するかを診ることが重要である．

2．ADM，FDI

指先端に力を加えて評価すると，健常人でも外

転位を保持できない場合が多い．一方，基節部に
力を加えた場合は健常人であれば，外転位から全
く動かない．基節部に力を加えて全く動かなけれ
ば「MMT 5：正常」と評価する（図1）．動く傾向が
ある場合，すなわちこの肢位が「Break する」場合
は，筋力低下あり（MMT 4）と判定する．drop
finger では筋の外転力が有効に作用せず，麻痺が
なくても筋力が過小評価されてしまう．MP 関節
を伸展位に保持して診ることで正常であるかを確
認することができる．筆者は drop finger の診察
では患者の手指を筆者の膝の上に置かせて指を伸
展させた状態で，ADM，FDI の評価を行うよう
にしている（図1-a）．

3．APB

この筋が最も重要であるが評価しにくい[6]．母
指の掌側外転力を評価するわけであるが，麻痺の
ある患者は前腕を回内させ，母指橈側外転力に
よってこの動きを代償しようとする．この動きを
妨げるように手掌を水平にしっかり保持すること
が必要である．筆者の方法は，対面診察で患者の
手を検者の膝の上に置き，検者の左手と膝でしっ
かりと手掌を水平に固定する．その上で母指を垂
直方向に立てるように指示する．力は母指の MP

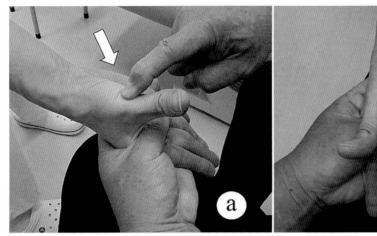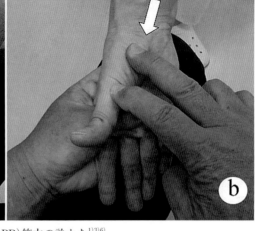

図 2. 短母指外転筋(APB)筋力の診かた[1)3)6]

　a：麻痺がある場合，患者は前腕を回内し母指橈側外転力を働かせようとするので，前腕が回内しないようしっかり固定して評価する．対面で患者の手を検者の膝の上に置き，手掌を天井に向けて固定し，母指を天井の方向へしっかり立てるように指示する．力は母指の MP 関節部に加える(白矢印)．力を MP 関節より遠位に加えると，健常人でも母指掌側外転位の肢位が崩れ，筋力低下ありと誤って判定されてしまう．母指掌側外転位の肢位が崩れず全く動かない場合に「MMT 5：正常」と評価する．

　b：示指で MP 関節部に力を加えると同時に，中指で APB の筋腹が収縮，緊張して硬く触れることを必ず確認する(白矢印)．麻痺のある場合は緊張が弱く，筋腹が硬くならない．

関節部に加える(図 2-a)．母指掌側外転位の肢位が崩れず全く動かない場合に「MMT5：正常」と評価する．この時 APB の筋腹が収縮，緊張して硬く触れることを必ず確認する(図2-b)．母指-小指の対立をさせると確認しやすい．麻痺のある例では，母指-小指の対立が一見可能であっても APB の筋腹の緊張がよく触れない．力を加えると母指掌側外転位の肢位が崩れる(Break する)場合は筋力低下あり(MMT 4)と判定する．力を MP 関節より遠位に加えると，健常人でも母指掌側外転位の肢位が崩れ，筋力低下ありと誤って判定されてしまうので，力は母指の MP 関節部に加えることがポイントである．

　母指 CM 関節症例では CM 関節の変形，亜脱臼により，APB が萎縮したように見えることが多い．APB 筋力が正常の場合も低下と判断されやすいので注意が必要である．

　母指球筋の神経支配については APB，母指対立筋(OP)，短母指屈筋(FPB)浅頭は正中神経，FPB 深頭は尺骨支配とされている[7]が，この部位での正中神経と尺骨神経の吻合が知られている[8]．APB はほぼ 100％正中神経支配であるが，OP，

FPB，母指内転筋(AdP)はほぼ一塊であり区別しにくく，これらの筋群は正中神経と尺骨神経の間の thenar ansa 支配と考えた方がよいとする報告がある[9]．したがって，母指球筋群の尺骨神経支配領域が広い場合には CTS 進行例でも OP，FPB の多くが萎縮を免れるため母指球筋の萎縮が近位橈側に限局し，APB-CMAP 導出不能であっても母指対立運動がある程度保たれる例が存在する．また，そのような症例では医師側では電気生理学的に重症なので手術をすすめるが，患者側はしびれ感がひどくなければ，ある程度つまめるので手術に積極的でない場合がみられる．APB-CMAP 導出不能例の自験例 CTS において，NCS 試行前に筆者が評価した APB 筋力を retrospective に調査したところ，56％の症例が MMT2 または 3 と判定されていた[6]．すなわち APB-CMAP 導出不能と APB 筋力 0 は同義ではない．CTS 診断の最大の鍵とも言える APB 筋力評価は，以上のような問題点があることを知った上で施行，解釈することが必要である．

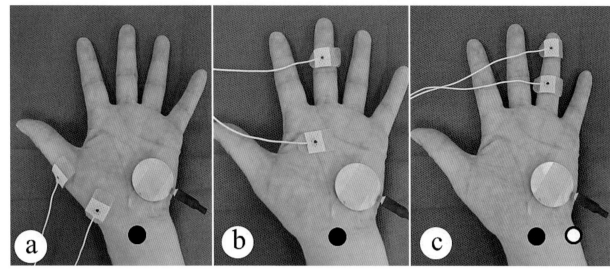

図 3. 手根管症候群の CMAP，SNAP 波形の導出方法
a：短母指外転筋（APB）からの複合筋活動電位（CMAP）導出法．通常の遠位潜時の評価に用いる方法
b：第 2 虫様筋（2L）からの複合筋活動電位（CMAP）導出法．重症例で APB からの導出が不能の場合
　でもこの方法であればほとんど導出可能である[14)15)].
c：環指法：知覚神経活動電位（SNAP）を逆行性に導出する．
黒丸：正中神経刺激部位，白丸：尺骨神経刺激部位

神経伝導検査

　前述までの手の筋力低下を中心とした臨床診断
で，CTS，CuTS，頚椎疾患との鑑別はかなり可
能であるが，客観的検査として神経伝導検査を用
いている．その目的は ① 潜時，神経伝導速度の遅
延によって，病変が手根管，肘部管に限局してい
ることを確認できる，② 感覚神経伝導検査（SCS）
で測定する知覚神経活動電位（sensory nerve
action potential；SNAP）は末梢神経障害では低
下〜消失するが，頚椎疾患では低下しない，の 2
点である．以下に具体的に述べる．

1．CTS[10)]

　導出電極を APB 筋腹に置き，手関節部を刺激
して複合筋活動電位（compound muscle action
potential；CMAP）を得る．正中神経遠位潜時＞
4.2 ms を遅延ありと判定している．遠位潜時が正
常上限程度または通常の SCS（示指から導出）で遅
延がはっきりしないが正中神経領域のしびれ感を
訴える症例では，環指法（逆行性）を行う．これは
環指に導出電極を置き，手関節部で正中，尺骨神
経をそれぞれ刺激し，SNAP を導出する（図 3-c）.
CTS であれば，正中神経 SNAP が尺骨神経 SNAP

に比べて潜時延長，振幅低下の所見がみられる.
これは前述の環指橈尺側知覚分離を反映した所見
にほかならない．また CTS の初発症状が中指環
指に多いという報告[11)]や，CTS の神経障害は辺縁
から中心に向かって起こる可能性を示した報告[12)]
からも軽症（初期）CTS については環指の知覚障
害が起こりやすいと考えられ，環指法が非常に有
用であると考えている.

　一方，APB の筋萎縮，対立障害が明らかな重症
例では通常の APB 筋腹からは CMAP が導出でき
ない場合が結構多い．そのような場合には第 2 虫
様筋-骨間筋法（2L-INT 法）を用いている[13)]．導出
電極を手掌の第 2，3 中手骨頚部間に置き，手関節
部で正中，尺骨神経を刺激して CMAP 波形を得
る．重症 CTS では 2L-CMAP の潜時が INT-
CMAP に比べて著明に遅延している所見が捉え
られる．2L-CMAP は APB-CMAP が導出できな
い場合でもほとんどの場合導出可能である[14)]の
で，手根管部での潜時遅延を客観的に示す点で有
用である．また 2L-CMAP の潜時，振幅から CTS
の重症度と手術予後を評価し，母指対立再建術の
指標にしている報告がある[15)].

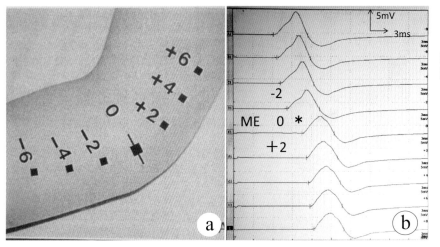

図 4.
肘部管症候群に対する Inching 法
a：内側上顆を基準(0)とし，
　2 cm 間隔で電気刺激を行う．
　遠位部を－，近位部を＋と記載
　（文献 18 から引用）
b：肘部管症候群例
　ME：内側上顆(0)
　－2(cm)～0(＊印)での潜時
　が 1.6 ms(正常 0.8 ms 未満)
　と遅延し，波形変化もみられる．

2．CuTS[16]

ADM に導出電極を置き，手関節部，肘下(BE)，肘上(AE)の 3 か所で CMAP を導出し，肘を挟んだ部位での伝導遅延があるかを判定する．BE-AE 間の MCV が 50 m/s 以下，または前腕部に比べて 10 m/s の遅延があれば CuTS と判定するが，測定誤差が起きやすいことに留意する．特に BE 点の測定において，上腕骨内上顆より 4 cm 程度近位から尺骨神経は深部を走行するようになるので，刺激が不十分になりやすい．BE-AE 間は 10 cm 以下が推奨されているが，最近では前述の理由から Lindou[17]の方法に従い，BE-AE 間を 6 cm で行っている．手術適応に際しては，信田[18]の報告に準じて Inching 法(図 4)を必ず行い，原則として病変部が tendinous arch 近傍と確認できる症例に限って手術を行っている．CuTS は末梢神経障害であるので小指導出の SNAP が低下している(後述)ことを必ず確認している．

3．頚椎疾患

末梢神経は，脊髄前根と後根が合して椎間孔を出たあとに神経根となるが，知覚神経細胞は椎間孔近位の後根神経節(dorsal root ganglion；DRG)に存在する．腕神経叢損傷で後根が脊髄から引き抜かれたような状態(DRG より近位の障害：節前障害)では，末梢からの信号は脊髄には伝わらないが，DRG が温存されているため，知覚神経そのものは神経伝導性を有しており，臨床的に感覚がない部位の知覚神経から活動電位(SNAP)が導出される．これは脊髄障害(椎間孔近位の病変)でも

同様である．一方，椎間孔より遠位の病変(末梢神経障害：節後障害)では知覚神経線維も障害されるため，SNAP は低下～消失する．このことを利用して，頚椎病変と末梢神経障害の鑑別が可能である．前述の MMT 評価と SNAP 評価を組み合わせることで CTS，CuTS，頚椎疾患との鑑別がさらに明瞭となる(表1)．ただし，SNAP は CMAP に比べて小さな波形で技術的な影響も受けやすく，解釈にはその点を加味した判断が必要である．

Guyon 管症候群
(ulnar tunnel syndrome；UTS)

尺骨神経麻痺症状のようなのでこの疾患を疑われて紹介されることがたまにあるが，自験例ではほとんどの場合 CuTS のバリエーションか他疾患であり，本当に Guyon 管症候群であった例はほとんどない．有名であるが，稀な疾患と考えている．

自験例数例の主訴は，手に力が入りにくい，手指が閉じない，指で物を押し込みにくいなど，手内筋の脱力を思わせる所見がほとんどで，小指のしびれ感を訴えた症例はなかった．後述のバリエーションがあるので，診断に十分留意すべきである．

尺骨神経は手関節部で浅枝(知覚枝)と深枝(運動枝)に分岐し，深枝遠位は piso-hamate arch の下を通って手掌深部に至り，FDI などの骨間筋を支配する．ガングリオンなどによる障害部位によって，浅枝深枝ともに障害される場合や別個に障害される場合などのバリエーションがある．津

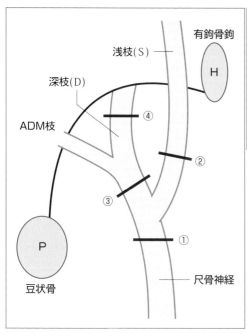

分　類	障害部位	障害神経
1 型	①	S, D
2 型	②	S
3 型	③	D
4 型	④	D*

図 5.
Guyon 管症候群（UTS）の病型分類（津下・山河）（文献 20
から改変引用）
病型，障害部位，障害神経を示す．
S：浅枝，D：深枝．＊ADM 枝を除く．
1 型は深枝・浅枝，2 型は浅枝のみ，3・4 型は深枝が障害
される[19]．3・4 型は知覚障害を伴わないので MND との
鑑別も問題となる．

表 2．UTS と CuTS，頚椎症（C8 根症）との鑑別（文献 20 から引用）
UTS では尺側 FDP 筋力が正常，尺骨神経背側枝（UNDB）領域の知覚が正常で，UNDB-SNAP も正常である．
＊UTS の 2 型では ADM，FDI 筋力正常，4 型では ADM 筋力正常．D5（小指）-SNAP の所見は障害部位の
　type で異なる．
CuTS 重症例では FDI-CMAP 潜時（DL）がやや延長する．

	Guyon 管症候群 （UTS）	肘部管症候群 （CuTS）	C8 神経根障害 （C8 root lesion）
●EDC	N	N	↓
●ADM	↓＊	↓	↓
●FDI	↓＊	↓	↓
●APB	N	N	↓
●FDP	N/N/N/N	N/N/N/↓	↓/↓/↓/↓
• FDI-DL	↑	正常#	正常
• D5-SNAP	（↓/正常） (type：①②/③④)	↓	正常
• UNDB-SNAP	正常	↓	正常

N：正常（MMT 5）
深指屈筋（FDP）は示指/中指/環指/小指

下・山河の病型分類[19]を図 5 に示す．3 型，4 型の場
合は知覚が正常の手内筋麻痺を呈するので，MND
（motor neuron disease）との鑑別が問題となる．

手関節部尺骨神経近傍にガングリオンなどの腫
瘍性病変が存在する場合は診断が比較的容易であ
るが，そうでない場合は診断に難渋する場合があ
る．臨床所見，電気生理学的所見，画像所見を総
合して整合性がない場合は，信頼できる神経内科

医にコンサルトしている．

UTS，CuTS，C8 神経根症との鑑別点を表に示
す（表 2）．UTS では CuTS に比べて小指 FDP 筋
力が正常であり，尺骨神経背側枝（ulnar nerve
dorsal branch；UNDB）領域の知覚および SNAP
が正常である．また，肘部での伝導遅延はないが，
（2 型以外の場合）FDI の遠位潜時が著明に延長す
ることがポイントである．

胸郭出口症候群
(thoracic outlet syndrome；TOS)

　若い女性でなで肩，頚椎所見に乏しく，肩こりや片側上肢の尺側しびれ感を訴える場合，この疾患を疑われて紹介される場合がある．いわゆるTOSの誘発テスト[21]が陽性の場合，この疾患と診断される場合が多いであろうと推測される．診察上は握力の低下がみられる場合があるものの，他覚的な知覚障害や筋力低下は明瞭でない場合が多い[21]．整形外科領域でTOSと言えば前記のような疾患群と捉えられている．診断は自覚的愁訴と神経刺激徴候を主とする臨床所見が主体で，髄節または特定の末梢神経に沿った麻痺症状は明らかでない[21][22]．客観的診断法として，腕神経叢の造影による圧迫所見や電気生理学的検査の報告がある[23]が，一般化しているとは言い難い．臨床的に明らかな麻痺がない場合は，電気生理学的検査でも異常が見つからない場合がほとんどである．

　前述のTOSは「non-specific」，「disputed」TOSとも呼ばれ，日常診療で遭遇するTOSのほとんどを占める[22]．一方，Gilliatt[24]らが報告し，その後Wilbournが詳述しているように，胸郭出口由来で片側の手指に明らかな麻痺をきたす病態があり，これを真の神経性胸郭出口症候群(true neurogenic thoracic outlet syndrome；TN-TOS)と言う．これは，頚肋などの解剖学的異常によって，T1髄節優位の下神経幹障害による麻痺症状が起こる．頻度は100万人に1人とされる稀な疾患であるが，T1髄節支配筋を主とする麻痺所見と定型的な電気生理学的所見によって確定診断できる[22]．TN-TOSは末梢神経障害(椎間孔以遠の障害)であるので，当該領域のSNAP，特に内側前腕皮神経のSNAPが低下〜消失することが特筆すべき点である．筆者は手根管とGuyon管を手術されたが軽快せず紹介されたTN-TOS例を経験しており，注意が必要である．手に知覚障害がないが，母指球の萎縮が著明で手内筋の筋力低下もある場合はこの疾患を疑うことが必要である．筋力低下がCTSとCuTSの合併麻痺に類似している点があるが，手の知覚障害がない点，T1髄節支配とされる示指FDP，FPL[3]の筋力低下もある点が臨床的な鑑別点である．

おわりに

　手外科領域で日常的に遭遇する頻度の高い末梢神経障害の診かた，考え方について，頚椎疾患との鑑別点を中心に述べた．末梢神経障害では該当する支配神経に沿った麻痺症状，頚椎疾患では髄節性の麻痺症状が起こるので，特に筋力低下に注目してその徴候を捉えることが鑑別のポイントである．それに神経伝導検査所見を加えることで，客観性，確実性が高まる．絞扼性神経障害の手術は侵襲の大きな手術ではないので，多少診断に整合性がない場合でも臨床の場面で手術された事例にたまに遭遇する．頚椎疾患との鑑別は前述の通りであるが，手術後に神経内科疾患であったりTN-TOSと判明した症例もあるので，診断については神経学的に整合性があるのか常に留意し，真摯な姿勢で診療にあたることが必要である．

参考文献

1) 長谷川和重：頚椎疾患との鑑別を要した上肢絞扼性神経障害の臨床例〜徒手筋力テストと神経伝導検査を用いた診療の実際〜．脊椎脊髄ジャーナル．31：97-105，2018．
　Summary　本稿の元になる内容．臨床例が示されている．
2) 園生雅弘：脊椎脊髄疾患の電気診断学．脊髄機能診断学．33：1-7，2011．
　Summary　手のしびれを訴える患者には頚椎MRI，という診療に警鐘を鳴らす内容．
3) 園生雅弘：MMT・針筋電図ガイドブック．pp24-27，中外医学社，2018．
　Summary　MMTの手技の実際，針電極の刺入法などが豊富な写真で解説されている．
4) 園生雅弘：筋力低下─徒手筋力テストについて．脊椎脊髄ジャーナル．27：8-16，2014．
　Summary　MMTの原理，基本的事項についての解説．
5) 上羽康夫：手・その機能と解剖 改訂3版．金芳

堂, pp128-129, 142-146, 1996.

6) 長谷川和重ほか：手掌内小皮切による手根管症候
群の手術成績―臨床所見と神経伝導検査所見と
の比較―. 日手会誌. **21**：172-176, 2004.
Summary　自験例の手術成績, APB の筋力の診
かたについて述べられている.

7) 上羽康夫：手・その機能と解剖 改訂3版. pp137-
138, 金芳堂, 1996.

8) Harness, D., Sekeles, E.：The double anatomic
innervation of the thenar muscles. J Anat. **109**：
461-466, 1971.
Summary　Riche-Cannicu吻合についての文献.

9) 本間敏彦, 坂井建雄：手内筋の解剖学. 解剖誌.
69：123-142, 1994.
Summary　母指球筋の2重支配について詳しく
述べられている.

10) 日本神経治療学会編：標準的神経治療：手根管症
候群. 神経治療学. **25**：64-84, 2008.
Summary　手根管症候群全般についてまとめら
れ, 神経伝導検査法についても詳しく記載されて
いる.

11) 沖永修二ほか：手根管症候群における知覚症状の
発症過程―中指環指のシビレ感の診断的価値に
ついて―. 日手会誌. **6**：369-372, 1989.
Summary　CTS の指のしびれは中指環指から始
まることが多いことを示した報告.

12) Hasegawa, K., et al.：Diversity of finger numb-
ness in carpal tunnel syndrome：Incidence, dis-
tribution, and nerve conduction study. 日手会誌.
23：762-766, 2006.
Summary　自験例の指のしびれの部位と神経伝
導検査所見から, CTS の神経障害は辺縁から中心
に向かって起こる可能性を示した報告.

13) Logigian, E. L., et al.：Lumbrical sparing in carpal
tunnel syndrome. Neurology. **37**：1499-1505,
1987.
Summary　第2虫様筋複合筋活動電位の測定方
法が述べられている.

14) 白石仁志ほか：手根管症候群における第2虫様筋
の電気生理学的および解剖学的検討. 日手会誌.
8：269-272, 1991.
Summary　CTS 重症例でも第2虫様筋複合筋活
動電位が保たれやすい理由が考察されている.

15) Nobuta, S., et al.：Clinical results in severe carpal
tunnel syndrome and motor nerve conduction
studies. J Orthop Sci. **10**：22-26, 2005.
Summary　第2虫様筋遠位潜時が 10 ms 以上の

CTS の術後成績は不良であった.

16) Practice parameter for electrodiagnostic studies
in ulnar neuropathy at the elbow：summary
statement. American Association of Electorodi-
agnostic Medicine, American Academy of Neu-
rology, American Academy of Physical Medicine
and Rehabilitation. Muscle Nerve. **22**：408-411,
1999.
Summary　CuTS の電気生理学的診断のガイド
ライン.

17) Lindou, M. E., et al.：Optimal screening distance
for ulnar nerve across the elbow. Muscle Nerve.
27：570-574, 2003.
Summary　CuTS の運動神経伝導検査では肘を
挟んで6cm の距離がよい.

18) 信田進吾ほか：絞扼性神経障害の診断における運
動性インチング法. 整・災外. **45**：177-184, 2002.
Summary　インチング法を用いた運動神経伝導
検査の実際が述べられている.

19) 津下健哉ほか：Ulnar tunnel syndrome の3例.
中部整災誌. **10**：203-206, 1967.
Summary　Guyon 管症候群の病型は4つのタイ
プに分けられると記載.

20) 長谷川和重：上肢神経伝導検査の実際～末梢神経
疾患と頚椎疾患の鑑別への応用のポイント～. 脊
椎脊髄ジャーナル. **32**：509-517, 2019.
Summary　上肢神経伝導検査を末梢神経疾患と
頚椎疾患の鑑別の観点からまとめた.

21) 立石昭夫：胸郭出口症候群の診断と治療. 日整会
誌. **54**：817-827, 1980.
Summary　整形外科の立場からの TOS の総説.

22) 園生雅弘：胸郭出口症候群. Brain Nerve. **66**：
1429-1439, 2014.
Summary　神経内科の立場からの TOS の総説.
疾患概念の問題点も述べられている.

23) 斎藤貴徳ほか：体性感覚誘発電位を用いた TOS
の診断. 関節外科. **26**：891-896, 2007.
Summary　Wright テスト（外転外旋位）の肢位で
ストレスをかけた状態で SEP を測定すると TOS
症例ではストレス後5分で潜時延長を捉えること
ができた.

24) Gilliatt, R. W., et al.：Wasting of the hand associ-
ated with a cervical rib or band. J Neurol Neu-
rosurg Psychiatry. **33**：615-626, 1970.
Summary　頚肋または C7 横突起の長大化を伴っ
て, 母指球筋を中心とした筋萎縮をきたした症例
の報告.

PEPARS No.169：18-30, 2021

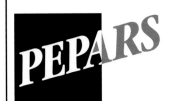

◆特集／苦手を克服する手外科

エコーを克服する
—エコーを使いこなすために—

中島祐子*1　砂川　融*2　四宮陸雄*3
兒玉　祥*4　林　悠太*5　安達伸生*6

Key Words：超音波検査(ultrasonography)，手(hand)，腱(tendon)，神経(nerve)

Abstract　　手外科領域ではエコーが有用な疾患が数多く存在し，もはやエコーがないと最良の診療は行えないと考える．苦手意識を克服するために，近年急速に進歩した装置やプローブの扱い方，走査法，そして外来で観察する機会の多い腱と神経の描出の仕方や正常像，アーチファクトについて説明し，腱鞘炎，腱断裂，手根管症候群の診断について，その描出ポイントを具体的に解説する．さらにエコーガイド下治療の基本として平行法，交差法について紹介する．実際に使用し，その有用性を実感すれば手放せなくなり，もっと知りたくなることは間違いないだろう．

はじめに

　手外科領域ではエコーが有用な疾患が数多く存在し，もはやエコーがないと最良の診療は行えないとさえ感じている．手外科診療においては「関節鏡」「顕微鏡」と並んで三種の神器と言っても過言ではない．しかしこの中でもエコーは，最も手軽に始められて，最も簡便で，最も多くの疾患に

適応があると考える．苦手と思い込んでしまってはもったいない．本稿では，外来でよく遭遇する疾患を取り上げながら，その使い方や描出のポイントを解説し，読者のみなさんのエコーを克服するための第一歩になれば幸いと考える．

エコーの苦手意識を克服するために

　実際の診療においてエコーを使用するのに必要なことは，1．装置を適切に扱うこと，2．プローブを上手く走査すること，3．画像を正しく理解すること，の3つである．しかし実際にはこれらの前の段階である，エコー始める前にすでに苦手意識があり，なかなか初めの一歩を踏み出せない人も多いのではないだろうか．何が見えるのかわからない，何を見ているのかわからない，操作が難しそう，時間がかかりそう，という先入観からエコーを遠ざけてしまい，最近よく聞くけど本当に使えるの？と疑問を抱いてしまっているのかもしれない．ただ，少し考えてみると今の時代，老若男女問わず多くの人がスマートフォンを持っており，どの程度活用しているかは人それぞれだが，

*1 Yuko NAKASHIMA，〒734-8551　広島市南区霞1-2-3　広島大学大学院医系科学研究科運動器超音波医学，共同研究講座准教授
*2 Toru SUNAGAWA，同大学大学院医系科学研究科上肢機能解析制御科学，教授
*3 Rikuo SHINOMIYA，同大学大学院医系科学研究科四肢外傷再建学，寄附講座准教授
*4 Akira KODAMA，同大学大学院医系科学研究科整形外科，助教
*5 Yuta HAYASHI，同大学大学院医系科学研究科四肢外傷再建学，助教
*6 Nobuo ADACHI，同大学大学院医系科学研究科整形外科，教授

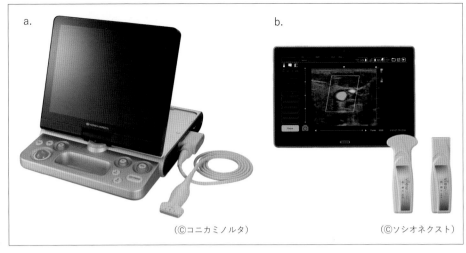

図 1.
近年の超音波装置
　a：コニカミノルタ社製
　　SONIMAGE HS2
　ボタンを少なくし，操作
　性を重視した装置
　b：ソシオネクスト社製
　　viewphii
　ケーブルをなくし，タブ
　レットのモニターで携帯
　性を重視した装置

（©コニカミノルタ）　　　　　　　　　　　（©ソシオネクスト）

最低限の機能は利用している．エコーもそれと同様に，周りのほとんどが使い始めると，使うこと自体には疑問を持たなくなると考えられる．エコーは必ず1人1台の時代がやってくる．患者さんがエコーを使った診療を求めてくるようにもなると考えている．始めるタイミングはいつでもいいし，どの程度活用するかは人それぞれかもしれないが，習得すべき技術であることは間違いない．

1. 装置を適切に扱う

まず，装置のことを知ろう．エコーと言えば，検査室に置かれている大きな装置を思い浮かべる人は，是非最近の動向を知って欲しい．今やエコーはポケットに入る時代に突入しつつある．従来の大型装置からノート型，近年のタブレット型，携帯型など，小型化が進んでいる．プローブに関してはより高周波で空間分解能が高いものが開発され，以前は中心周波数が10 MHz 程度のリニア型プローブが多く用いられていたが，現在は18 MHz のような高い周波数と広い帯域をもつプローブが主流となっている．そして超高周波の33 MHz という皮膚の構造が見えるようなプローブも発売されている．周波数は高いほど距離分解能（近接した2点を分離した2点であると見分けられる能力）が上がり細かく見えるが，減衰（超音波が伝搬するにつれて信号が弱くなる現象）が強くなるため，深いところが見えなくなるのが特徴である．さらにプローブやモニターがケーブルレスのものも市場に出ており，その用途は様々である．

ボタンがたくさんついている大型の装置は，一見扱うのが難しそうで敬遠したくなるが，近年では多くの整形外科医の要望に応えるようにほとんどの操作を直感的にタッチパネルで行える装置も多くなってきた（図1）．現在の装置は整形外科（運動器）モードに設定してあれば，電源ボタン，ID の入力方法と検査開始ボタンの部位の知識のみで，日常診療では問題なく検査することができる．触るとすれば必要に応じ深さとフォーカスの調節，血流表示のためのドプラモードボタンくらいかもしれない．記録のためにはボディーマークと2画面比較表示を知っておくとよい．これらは使用時に必ずメーカーの担当者が教えてくれる．あとはパソコンやスマートフォンを操作するように楽しみながら様々な便利な機能を試してもらいたい．そのうちいろんな機能を使ったり，画像の調整をするのが楽しくなってくるだろう．

どの装置を使うかは，予算，使用場所や用途に依るが，外来で使用するのであれば，最初の1台は比較的小回りがきいて，診察室↔処置室↔手術室のようにいろいろな場所に簡単に移動して使用できるものがよいであろう．ただ，エコーのよさを実感し，活用するためには，ある程度画質のよいものを選ぶ必要がある．画質のよいエコーで何がどこにどう見えるかがわかるようになってからは，少々画質が悪くてもそれぞれの組織の判断ができるようになる．

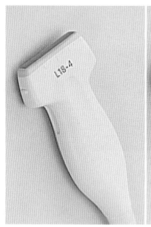
a．リニア型（体表）

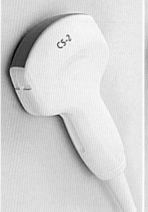
b．コンベックス型（腹部）

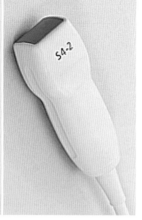
c．セクタ型（心臓）

図 2．プローブの種類（©コニカミノルタ）

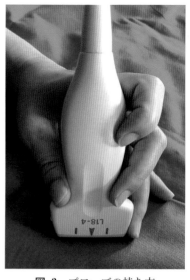
図 3．プローブの持ち方
下の方を持って手の一部を患者
さんの身体に添えて安定させる．

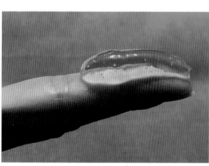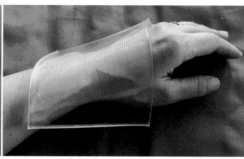

a｜b

図 4.
ゼリー
　　a：硬めのゼリー
　　b：ゲルパッド

2．プローブを上手く走査する

　主な体表用のプローブにはリニア型，コンベックス型，セクタ型があるが，現在運動器エコーで汎用されているプローブは高周波リニア型プローブであり，先端が幅広で根元が細いタイプのものが多く（図2），これは握りやすい，走査しやすいとして認識されている形である．ぶれない画像を描出するためにはプローブを安定させて走査する必要があるため，握り方は重要である．写真に示すように先端を包み込むように持ち，環指や小指は被検者の身体において安定させるのがよい（図3）．利き手で走査することが多いかもしれないが，後述するようなインターベンションに用いる場合には注射針やシリンジを利き手で持つことが多くなるため，非利き手でも走査できるようにしておくのが理想である．エコーは自分が観察したい部位にプローブをおけば画像を描出することが

できるが，目的とする組織をいかに鮮明に描出できるかどうかが正しい診断への分かれ道になる．プローブ走査には，sliding（スライドさせる），rotating（回転させる），tilting（傾ける），rocking（横に揺らす），compression（押してみる）があり，これらを上手く組み合わせて微調整しながら観察する．目的とする組織が定まっている場合は，プローブとの間に障害物がなく，比較的距離が近くなる位置から観察し，超音波のビームが目的組織に垂直に当たるようにすると鮮明な画像となる．ただ，プローブ直下の組織は綺麗に描出できないこと，皮膚の凹凸があるとプローブが上手く当てられないことなどから，手関節より末梢，特に背側では硬めのゼリーを多めに使うか，ゲルパッドのような厚みのあるものを使って，フォーカス距離を保ってやるとよい（図4）．キーとなる静止画像を撮影することも大切だが，組織の連続性，形

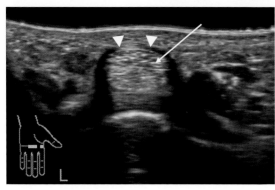

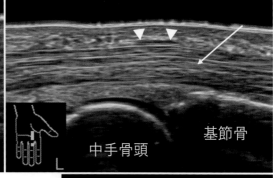

中手骨頭　　　　　　基節骨

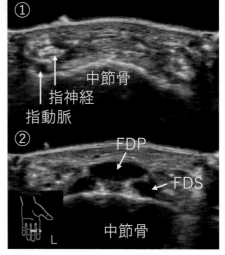

① 　中節骨
指神経
指動脈
② 　FDP
FDS
中節骨

図 5.
腱
　　a：短軸画像
　　　　矢印：中指屈筋腱
　　　　矢頭：靭帯性腱鞘
　　b：長軸画像
　　　　矢印：中指屈筋腱
　　　　矢頭：靭帯性腱鞘
　　c：異方性
　　　　① 中指中節骨基部短軸像
　　　　② 少しプローブを傾けると腱が黒く抜ける.
　　FDS：flexor digitorum superficialis（浅指屈筋）
　　FDP：flexor digitorum profundus（深指屈筋）

態の変化，異常像の範囲などは静止画像からは判断が難しく，病態を判断する際には常にプローブは動かしながら観察し，頭の中で立体化しながら判断する.

3．画像を正しく理解する―組織を見極める―

エコーではあらゆる軟部組織を観察することができるが，特に手外科疾患でみることが多い組織は“腱”と“神経”である．超音波画像の基本は解剖であるため，手術操作に慣れた読者の方々が画像を理解することはさほど難しくないと考える．それぞれの組織がどのように見えるのか，そして普段はあまり触れられることがないアーチファクトについてもここで記載する.

A．腱の超音波画像（図 5）

手指の腱は部位によって大きさ，厚みが様々である．手掌部 MP 関節上で観察する屈筋腱が比較的太く，長く，滑走も観察しやすいため，特徴を捉えやすい．腱は短軸（断面）で，高エコーの楕円形として観察できる．腱鞘は腱を取り囲む低エコー像として確認できる．長軸（矢状面）では fibrillar pattern と呼ばれる高エコーの線の層状配列が特徴である．部位によって腱の形は様々であり，手内筋では腱は扁平で短い．伸筋腱は屈筋腱に比べると薄い傾向にある．腱の観察で知っておくべきアーチファクトに異方性がある．腱の線維方向に対して斜めに超音波ビームが当たると，プローブにエコーが戻って来ないため，信号が拾えずに黒く見える現象が起こる．これはプローブの傾きを変える tilting や rocking の走査で確認することができる．逆に異方性を利用して腱の位置を確認することもできる．また，手指の運動に腱の滑走は非常に大切であり，リアルタイムでこれを確認できることはエコーのメリットである．どの部位でも動きを観察する時にはプローブをしっかりと固定することが基本となり，プローブが動くと画像全体が動き，対象組織の動きがわかりにくくなる.

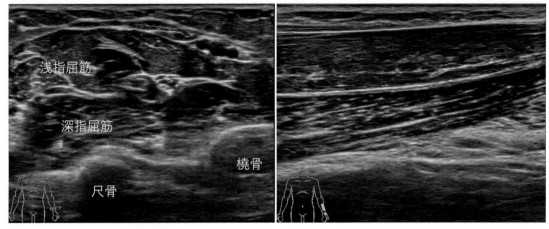

| a．短軸画像 | b．長軸画像 |

図 6．筋肉

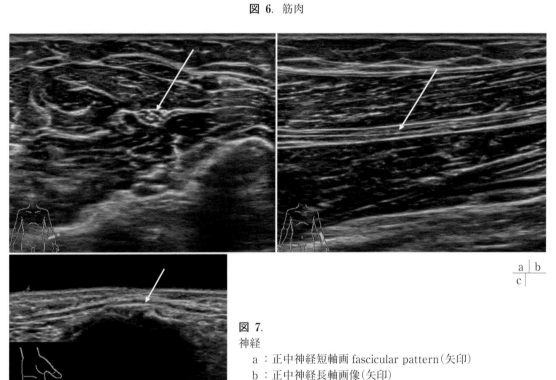

a | b
c |

図 7.
神経
　　a：正中神経短軸画 fascicular pattern（矢印）
　　b：正中神経長軸画像（矢印）
　　c：指神経長軸画像（矢印）

B．筋肉の超音波画像（図 6）

　筋肉は，高エコーの筋膜に囲まれた低エコーの筋線維が確認できる．短軸では筋線維の断面が確認でき，長軸では筋線維の方向が確認できるため，筋収縮がよくわかる．筋肉もプローブの傾きにより輝度が多少変化するため，短軸では液体の貯留と迷うことが時にあるが，長軸で線維を確認することで多くは判別できる．

C．神経の超音波画像（図 7）

　近年の高分解能を持つ装置であれば，神経束まで観察できる．短軸ではツブツブにみえ，fascicular pattern，ぶどうの房様，honeycomb pattern と表現されている．しかし，前腕の正中神経や尺骨神経では fascicular pattern が確認しやすいが，内上顆後方では神経束がわかりにくく，黒い丸として見えることが多い．さらに，内側前腕皮神経

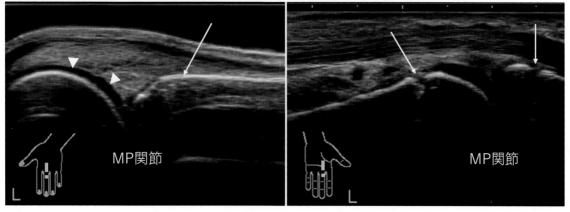

a|b

図 8. 骨・軟骨
　a：MP 関節
　　矢印：骨．骨の深層は音響陰影というアーチファクトで観察ができない
　　矢頭：関節軟骨
　b：12 歳 MP 関節．矢印：骨端線

や外側前腕皮神経，橈骨神経知覚枝，指神経といった細い神経も確認できる．長軸では腱よりも高エコーの線の間隔の広い縞模様として確認できることが多い．

D．骨・軟骨の超音波画像（図8）

　骨はエコーで見えないという表現を時に耳にするが，それは間違いである．骨の中が見えないだけであって，骨の表面では超音波がほとんど反射するため，非常に鮮明に高エコーの線として描出できる．その代わり，その深層は黒くなり，情報を得られない．この部分を音響陰影という．表面の高エコーの線の途絶や形態異常が病変の存在を示唆することに加え，骨は様々な画像を判断する上でのメルクマールにもなるため，重要である．また，関節軟骨は骨の関節表面を覆っており，内部が均一で超音波の反射が起こらないため，無エコーの黒い帯状の領域が高エコーの線の表面を覆っているように見える．関節軟骨は子供では厚い．また，幼児では骨端軟骨が無エコーの塊として関節近傍に存在するが，成長に伴って骨化が進み骨端線となると，骨皮質の途絶のように見えるため，骨折と間違わないよう注意が必要である．

手外科疾患の超音波診断
─腱鞘炎・腱断裂・手根管症候群─

1．腱鞘炎

　外来診療で最もよく遭遇する手外科疾患と言っても過言ではない．比較的遭遇頻度の高い弾発指，ドケルバン病，尺側手根伸筋腱の腱鞘炎は，場所は異なるが，基本的なエコー所見は同じである．観察するのは腱鞘の肥厚と腱の腫大，腱周囲の滑液貯留，血流信号の増加，腱の滑走（特に弾発指）である．

＜検査手技＞

　手掌部は平坦であるが，第1背側区画や第6背側区画の観察では表面が凸であり，プローブが当てにくい．前述のように硬めのゼリーを盛り上げるように皮膚上にのせ，皮膚にプローブがつかないように，ゼリーにプローブをのせるように走査する．画像内に皮膚の凸ラインがわかるような画像がよい．もしくはゲルパッドを利用するのもよいが，この場合は血流を見る時にパッドとプローブの重みで血流が消えてしまうことがあるため，必要に応じて血流を見る時にはパッドを外して前述のようなゼリーを多めに使う方法で観察するのがよいと考える．

　決められた手順があるわけではないが，筆者は弾発指では A1 腱鞘，ドケルバン病では第1背側

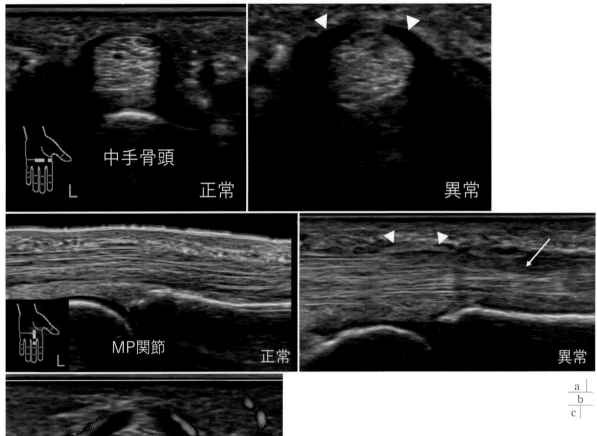

中手骨頭　正常　　　　異常

MP関節　正常　　　　異常

a	
b	
c	

図 9.
弾発指
　a：A1 pulley 短軸像（正常像・異常像）
　　矢頭：腱鞘の肥厚
　b：長軸画像 fibrillar pattern（正常像・異常像）
　　矢頭：腱鞘の肥厚
　　矢印：腱内低エコー領域
　c：ドプラ法

区画，尺側手根伸筋腱の腱鞘炎では第6背側区画をまず短軸で観察する．さらに中枢，末梢にプローブをスライドして観察する．続いて血流信号を確認する．ドプラ法にはカラードプラ，パワードプラなど種類があるが，血流があるかないかのみの観察であればパワードプラを利用してよい．次に腱と腱鞘の長軸を描出する．最後に自動運動や他動運動での腱の滑走状態を観察する．母指の場合は前腕回外位で指が内旋しているため，プローブの当て方には注意が必要で，少し尺側から橈側をみるように傾けるようにする．

＜超音波画像所見＞

① 弾発指（図 9）

　MP関節掌側の短軸画像では，肥厚した A1 pulley が観察できる．肥厚した腱鞘の表層は高エコーに見えることもある．Mifune らは，A1 pulley の厚みが弾発指症例では 0.8 ± 0.2 mm，健側では 0.4 ± 0.3 mm であったと報告している[1]．腱自体も腫大していることが多く，腱周囲に滑液の貯留がある症例では，腱は無エコーの領域に囲まれているようにみえる．血流信号はドプラ法で確認し，腱鞘の表面，さらに中枢や末梢では腱周囲に

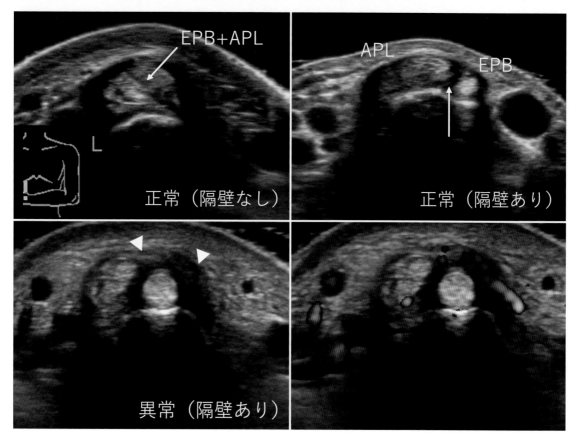

EPB+APL

正常（隔壁なし）

L

APL

EPB

正常（隔壁あり）

異常（隔壁あり）

a① a②
a③ b

図 10. ドケルバン病
a：第1背側区画短軸像（正常像（隔壁あり，隔壁なし）・異常像）
　矢頭：腱鞘の肥厚．特に EPB 側の腱鞘が肥厚）
　EPB：extensor pollicis brevis（短母指伸筋）
　APL：abductor pollicis longus（長母指外転筋）
b：ドプラ法

確認できることもある．長軸画像では腱の fibril-lar pattern の乱れがないかどうかを確認する．特に表層にある浅指屈筋腱内に低エコー領域を認めることがある．腱の太さも確認しつつ，屈曲動作で屈筋腱が腱鞘を通過する様子を観察する．屈曲制限がみられる症例では，浅指屈筋腱の滑走が障害されている場合が多い．弾発現象はホッケースティック型のプローブで捉えられることが多く，中には深指屈筋腱が弾発現象を起こしているものもある．

②ドケルバン病（図 10）
第1背側区画の短軸画像では，肥厚した腱鞘が，背側の短母指伸筋腱と掌側の長母指外転筋腱を取り囲み，腱間には隔壁を確認できることがある．

通常短母指伸筋腱は細く，長母指外転筋腱が太く見え，副腱が数本確認できることもある．解剖研究では約 20～40％に隔壁の存在が認められる[2)~4)]が，手術になる症例では隔壁の存在率が解剖研究よりも高く[2)3)5)]，隔壁の存在が保存療法に抵抗する一原因となっていると言われている．隔壁がある症例では短母指伸筋腱側の腱鞘のみが肥厚していることが多い．弾発指同様，腱周囲の滑液の貯留，腱鞘や腱周囲に血流信号，表面に低エコーのガングリオンの合併を認める症例がある．高解像度の装置と高周波プローブを用いれば，掌背側に存在する皮静脈近傍に存在する橈骨神経の知覚枝も確認できる．

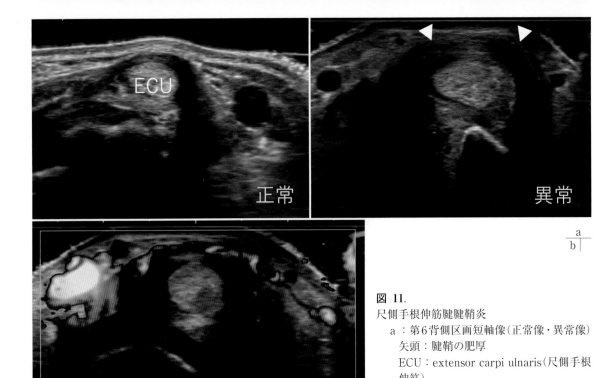

正常

異常

$\dfrac{a}{b}$

図 11.
尺側手根伸筋腱腱鞘炎
　a ：第6背側区画短軸像（正常像・異常像）
　　　矢頭：腱鞘の肥厚
　　　ECU：extensor carpi ulnaris（尺側手根
　　　伸筋）
　b ：ドプラ法

③尺側手根伸筋腱腱鞘炎（図 11）

第6区画の短軸画像では，ドケルバン病同様，肥厚した腱鞘が確認でき，尺側手根伸筋腱周囲には滑液の貯留を認める症例も多い．回内位では手関節背側の尺側縁に存在する第6背側区画は，回外位では遠位橈尺関節付近に位置する．

2．腱断裂

腱は筋肉から骨停止部まで連続性があり，自動運動にて滑走があることが重要であるため，手指の運動障害があり，腱断裂を疑う症例ではこれらを確認する．

＜検査手技＞

腱の連続性を確認するには，短軸画像で腱を停止部から筋肉まで追って確認する．断裂を疑う腱の停止部付近で腱を短軸像で特定し，ゆっくりと短軸のまま中枢へスライドしていく．プローブの傾きによって異方性がみられ，腱がまるでないように黒く見えることがあるため，プローブの傾きには注意が必要で，常に腱に垂直に超音波ビームが当たるように調整する．断裂部がわかれば長軸

画像で腱の確認を行う．末梢断端は他動運動で，中枢は自動運動で動きを確認する．また断裂部周囲での骨形態の変化や血流信号の増加で示唆される滑膜炎の存在など，腱断裂の原因となる所見も見つかることがあるため，注意深く観察する．伸筋腱症例ではゲルパッドを使用すると画像がよりわかりやすい．小指伸筋腱の断裂症例では，遠位橈尺関節の骨棘や滑膜炎により，橈側に存在する他の指伸筋腱の断裂が続いて起こる可能性があるため，まだ断裂していない指の伸筋腱と骨棘や滑膜炎との位置関係を確認することも大切である．

＜超音波画像所見＞（図 12）

断裂例の腱断端は腫大していることが多く，短軸画像でプローブをスライドさせて観察していくと，腱が腫大した後消失する．さらに中枢にプローブをスライドさせると，腫大した中枢の断端が画面に出現することも多い．断端を長軸で観察すると，断端では腱のfibrillar patternは乱れている[6]．末梢断端は他動運動で，中枢は自動運動で観察するが，瘢痕組織などでわずかに連続性があ

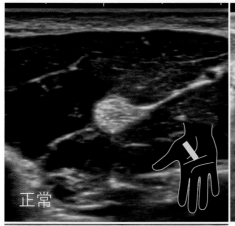

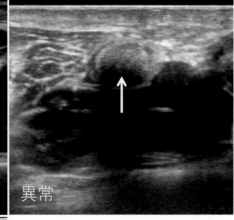

正常

異常

```
a
b
c
```

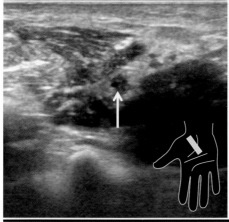

図 12.
長母指屈筋腱断裂
　　a：短軸像（正常像・異常像）
　　　矢印：腫大した断端
　　b：腱が消失している（矢印）.
　　c：長軸像（正常像・異常像）
　　　矢印：fibrillar pattern が消失した断端
（文献 6 から引用，一部改変）

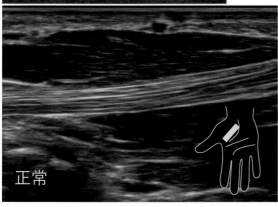

正常

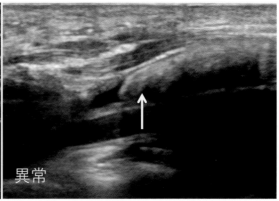

異常

る場合は，指の他動運動で中枢の腱や筋肉の動き
が観察されるため，より詳細な形態の観察が必要
となる．屈筋腱では橈骨遠位端骨折に対する掌側
ロッキングプレート固定術後の長母指屈筋腱や示
指深指屈筋腱，舟状骨偽関節の長母指屈筋腱，有
鈎骨鈎骨折後の小指の屈筋腱の断裂，伸筋腱では
変形性関節症や関節リウマチによる遠位橈尺関節
の病変による尺側指の伸筋腱の断裂に注意して観
察する．

3．手根管症候群

　外来で遭遇する頻度の高い疾患で，エコーが極
めて有用である．手根管中枢での正中神経の偽神
経腫，屈筋腱，手根管内の神経の形態，走行，手
根管末梢での神経の腫大などを観察する．

＜検査手技＞

　手首皮線上にプローブを置いて短軸画像で正中
神経の偽神経腫を確認する．神経と屈筋腱を観察
するが，その際にはプローブの傾きによって画像

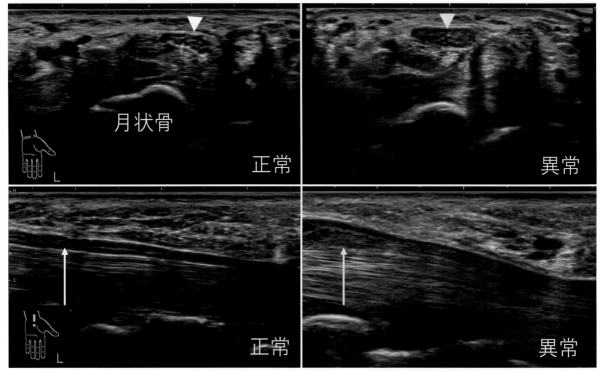

図 13. 手根管症候群
a：手根管入口部短軸像（正常像・異常像），白矢頭：正中神経，黄色矢頭：偽神経腫
b：手根管長軸像（正常像・異常像），白矢印：正中神経，黄色矢印：偽神経腫

a
—
b

が変わるため，tilting 走査で組織が鮮明に描出さ
れるように調整する．神経の断面積，屈筋腱周囲
の血流信号を観察し，中枢末梢にプローブをスラ
イドさせて正中神経の形態変化を確認する．手根
管では豆状骨と舟状骨結節レベル，さらに大菱形
骨と有鉤骨鈎レベルを観察し，さらに末梢の手根
管出口も確認する．手根管内部の短軸画像は手の
厚い症例では観察が難しいが，ここでは少し圧迫
を加えて観察することもある．続いて長軸画像を
描出する．筆者も偽神経腫が著明な長軸画像を使
用することがあるが，長軸スライス画像1枚では
神経の立体的な形態を判断することはできず，プ
ローブの位置によって様々な画像に変わることを
念頭に置いておかねばならない．

<超音波画像所見>（図13）

手首皮線上にプローブを置くと，画面内では手
根骨の月状骨が手根骨の中でも浅い位置に確認で
きる．偽神経腫のある正中神経は腫大し，低エ
コーにみえる．正常例を見慣れていると，明らか

に腫脹した偽神経腫は判断できるが，判断が難し
い症例では神経の周囲の高エコーとなっている領
域の最内側をトレースして断面積を計測する．正
常値の報告は様々であるが，多くは平均が8.5〜
10 mm²程度であり[7]，目安としては10 mm²を超え
ていれば腫大傾向にあると考えている．末梢で手
根管内に入る正中神経は扁平化していることも多
い．手根管内での反回枝の描出は通常は難しい．
手根管出口で正中神経が腫大している症例もある．

インターベンションの基本：エコーガイド下注射

エコーガイド下に注射をするメリットとして，
1. 目的部位とその周囲組織が見えること，2. 針・
針先が見えること，3. 薬液が見えること，が挙げ
られる．方法には2通りあり，ひとつはプローブ
の長軸方向に針を刺入し，ビーム内に針全体が描
出でき，進行方向がわかる平行法，もうひとつは，
プローブの短軸方向に針を刺入し，ビームを貫く
ように針が点として描出できる交差法である．

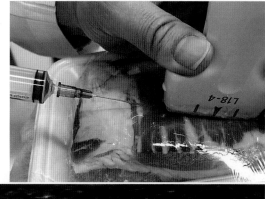

図 14.
平行法
　a：プローブと針の関係
　b：針の見え方．矢印：多重反射
　c：針強調機能例

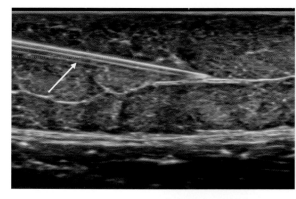
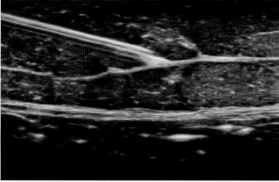

図 15.
交差法
　a：プローブと針の関係
　b：針の見え方（矢印）

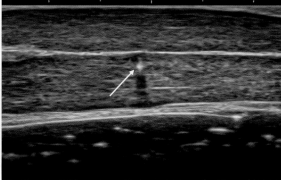

1．平行法（図 14）

リアルタイムで針がどこをどのように進んでいるかを描出できるため，より安全な方法である．針を立てて刺入すると刺入角度が大きくなり，針が見えにくくなるため，目的とする組織の位置を調整し，できるだけ針をねかせて刺入できるとよい．針の下に針と同じような高エコーの線が何本も見えることがあるが，これは多重反射と言われるアーチファクトで，ビーム平面内に針が存在していることを意味する．

2．交差法（図 15）

隣接する組織の間に刺入したい，平行法だと刺入経路が確保できない，プローブが設置しにくいなどの場合に選択されることが多い．メリットとしては目的部位までの距離が最短となることが挙げられるが，針は点として画面に描出されるため，針先端かどうかの判断は慎重にする必要がある．目的部位を通り過ぎていても針が見えるため，実際よりも奥まで針が刺入されている可能性がある．

最近では針強調機能が搭載された装置も多く，初心者は積極的に使用して良い機能である．ゼリーの使用が清潔操作に不安という声をよく聞くが，最低限のゼリーを使用し，針の刺入部位をプ

ローブから少し離すことでも感染は回避できる.しかし手領域はプローブと針刺入部が近くならざるを得ないこともあり,筆者はゼリーを使わず,消毒液(アルコール)をたっぷり使用して画像を描出し,注射手技を行っている.プローブへのアルコールの影響が懸念されるが,フィルム材をプローブに貼付して使用することも推奨される.さらに目的を決めたらできるだけプローブは固定しておくが,わずかな微調整はプローブで行う.しかし針に合わせてプローブを動かし続けると,本来の目的部位とは全く違う場所を描出することになるため,プローブでの調整はわずかにとどめておくことが重要である.この際利き手で針を操作することが多いと思われるため,非利き手でプローブを走査することに普段から慣れておきたい.

具体的な注射手技は本書にも項目があるため割愛するが,エコーガイドで行うことで,安全・正確な注射が施行でき,治療効果の裏付けが可能となる.腱鞘炎でも腱鞘外注射の効果が報告され[8],手根管症候群に関しても,どこに何をどれだけ注射するのがよいのか,まだまだ議論されているため,今後もエコーを用いた臨床研究がよりよい治療方法の解明の一助となると考えている.

おわりに

エコーが苦手な原因として最も多く寄せられる声は,見ている画像の中でどれが何なのかがわからない,というものである.その対策としては,まず超音波解剖を知ることが第一で最も重要と考える.そのためには,自分の手でよいので,何度もエコーで見て確認することが近道と考える.解剖学の成書や最近ではスマートフォンで気軽にみられるアプリケーションもあるため,これらを手元において画像を確認するのがよい.多少のバリエーションはあるが,見えるものは概ね決まっているため,何度も見ることで,自分が何を見ているのか自ずとわかるようになる.手術経験で解剖を知っている外科医ならなおさらであり,切開することなく目の前で身体の内部が動いている様子が見られることは非常に興味深いと感じることだろう.本稿で紹介できた疾患はほんの一部にすぎないが,初診時に得られる多くの情報と安全で正確な治療につながる手技を提供できる被曝のないエコーは,手外科診療の大きな武器となるため,苦手意識はすぐにでも克服し,これを味方にして診療のレベルを上げていただきたいと思う.

参考文献

1) Mifune, Y., et al.：High-resolution ultrasound in the diagnosis of trigger finger and evaluation of response to steroid injection. Skeletal Radiol. **45**：1661-1667, 2016.
2) Wolfe, S. W.：Tenosynovitis. Green's Operative Hand Surgery. 4th ed. Green, D. P., et al., ed. pp2022-2044, Churchill Livingstone, 1999.
3) 津下健哉：狭窄性腱鞘炎. 手の外科の実際(改訂第7版). pp341-343, 南江堂, 2011.
4) Rousset, P., et al.：Anatomic variations in the first extensor compartment of the wrist：accuracy of US. Radiology. **257**：427-433, 2010.
5) Nagaoka, M., et al.：Ultrasonographic examination of de Quervain's disease. J Orthop Sci. **5** (2)：96-99, 2000.
6) 中島祐子ほか：【披露！手外科外来で使える私の手技】超音波による腱皮下断裂の診断. MB Orthop. **32**(10)：1-8, 2019.
7) 越智一秀, 野寺裕之：末梢神経エコーの正常値. 神経筋疾患の超音波検査実践マニュアル. pp35-46, 南江堂, 2018.
8) Shinomiya, R., et al.：Impact of corticosteroid injection site on the treatment success rate of trigger finger：A prospective study comparing ultrasound-guided true intra-sheath and true extra-sheath injections. Ultrasound Med Biol. **42**：2203-2208, 2016.

PEPARS No.169：31-39, 2021

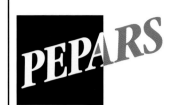

◆特集／苦手を克服する手外科

CT・MRIを克服する
―読影まかせにしないために―

常陸　真*

Key Words：再構成関数（reconstruction algorithm），ADC 値（ADC value），dual energy CT

Abstract　手外科領域の画像診断は，対象が小さく，描出が難しいことが多い．CTでは不要な被曝に注意し，目的の疾患に応じて再構成関数，ウィンドウを設定する．MRIでは，適切なシーケンスを使用し，空間分解能を上げることで，診断能が向上する．腫瘍の質的診断にはT1強調像，T2強調像での内部性状の評価が重要で，造影MRIや拡散強調，ADC mapを併用することで，より詳細な質的診断や病変の広がりを診断することが可能である．手根骨骨折は，単純X線写真やCTでは不明瞭なこともあるが，MRIでは骨折に伴う骨髄浮腫を鋭敏に描出することが可能である．TFCCは高分解能での撮像が診断に有用である．結晶沈着症は，周囲の造影効果が目立つが，結晶沈着部は造影されないのが腫瘍との鑑別点である．痛風はdual energy CTで検出が可能である．

はじめに

　手外科領域の画像は，他の領域と比較し，CTやMRIの撮影を依頼される機会が少ない．そのため，我々放射線科医があまり得意としない領域の1つである．また，どのように撮影したらよいか，放射線技師も頭を悩ませることが多い部位でもある．対象となる疾患，構造も小さいものが多く，分解能，画質が悪いと画像診断が困難となる．本稿では，検査や読影の際の注意点について，実際の症例を交えながら解説する．

CT の使い方

1．ポジショニング

　CTはX線を使用する検査であり，不要な被曝をしないよう考慮する必要がある．四肢のCT撮影では前腕を挙上して撮影するか，体幹に寄せて撮影するかの2通りが考えられるが，画質に大きな違いを生じる．体幹部と一緒に撮影すると，手はガントリーの中心から離れる上に線量が不足し，画質が低下してしまう．画質をよくするために線量を上げてしまうと，体幹部の被曝が増加してしまう．可能であれば，体幹部や頭部など，他の部位が入らないように撮影した方がより鮮明な画像となる（図1）．

2．ウィンドウと再構成関数

　四肢の領域でのCT検査では，整形外科領域の検査が多いせいか，骨条件の画像のみを作成する施設が多い．実際には骨以外にも軟部組織の観察も必要となるため，軟部組織用の画像も必要であ

* Shin HITACHI，〒980-8574 仙台市青葉区星陵町 1-1　東北大学病院放射線診断科，助教

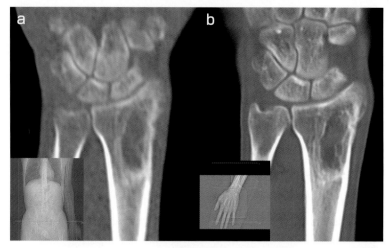

図 1.
手の位置による違い
40歳台，男性．左橈骨巨細胞腫術後フォローCT
　　a：下垂位で体幹部と一緒に撮影
　　b：挙上位で体幹部とは別に単独で撮影
体幹部と一緒に撮影すると，体幹部の影響で前腕部のX線の線量が不足し，体幹部からのノイズにより画質低下が見られる．
単独での撮影では線量を抑えることが可能で，スキャンFOVを小さくすることで空間分解能を高くすることができ，体幹部からのアーチファクトもなく，ノイズが少ない良好な画質となる．

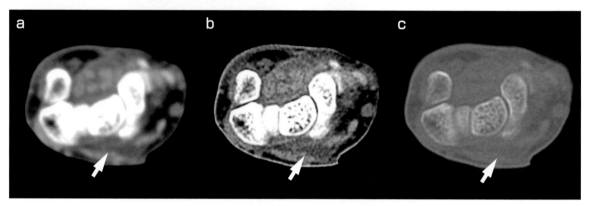

図 2. 再構成関数，ウィンドウの違い
60歳台，女性．手背側のガングリオン（矢印）
　a：再構成関数：軟部，ウィンドウ：軟部（WW：350，WL：40）
　b：再構成関数：骨，ウィンドウ：軟部（WW：350，WL：40）
　c：再構成関数：骨，ウィンドウ：骨（WW：2000，WL：400）
bでは再構成は骨条件であるため，高周波ノイズが多く，粗い画像であることがわかる．

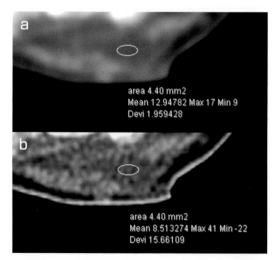

図 3. 再構成関数の違いによるCT値への影響
60歳台，女性．手背側のガングリオン（図2と同一症例）
a：軟部条件，b：骨条件
骨条件の関数ではノイズの影響により，脂肪を含まないのにCT値がマイナスとなっている．

る．骨条件と軟部条件ではウィンドウの違いだけではなく，画像の再構成関数が異なるため，ウィンドウを調整しただけでは軟部組織の評価に適切な画像とはならない（図2）．骨条件の再構成関数は，辺縁を強調する高周波強調関数であり，ウィンドウ幅を広く設定する骨条件のウィンドウでは問題とならないが，ウィンドウ幅の狭い軟部条件のウィンドウでは，高周波ノイズが多く，オーバーシュート，アンダーシュートの影響で，CT値も正確な計測ができない（図3）．目的に合わせて使い分けが必要なので，オーダーの際は，検査目的を明確にし，どちらの画像が必要なのか，それとも両方必要なのかを伝える必要がある．

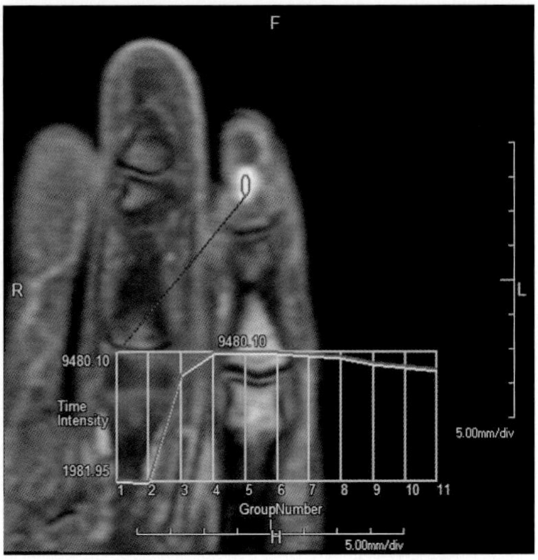

図 4.
ダイナミック造影による Time-intensity curve
50 歳台，女性．グロムス腫瘍
時間分解能を上げ，複数回撮像することで，血行動態が評価可能である（急増プラトー型）.

MRI の使い方

1．シーケンスの選択と撮像条件

　MRI のシーケンスには多くの種類があるが，基本となるのは T1 強調像，T2 強調像である．形態だけの評価であれば，どのシーケンスを使用してもあまり問題はないが，腫瘍性病変の鑑別に重要である内部マトリックスを類推する上では，T1 強調像，T2 強調像は常にセットで撮像する必要がある．脂肪抑制の併用は病変部を明瞭に描出することが可能であるが，コントラストが変わることがあるので注意が必要である．また，脂肪抑制 T2 強調像の代わりに STIR（short TI inversion recovery）[註1]が撮像されることがしばしばあるが，脂肪抑制 T2 強調像とは厳密には抑制される信号が異なるので，信号の解釈には注意が必要である．関節領域では T2*強調像やプロトン密度強調像も有用である．また，手外科領域では対象となる構造が小さいため，FOV（field of view）を小さく，マトリックスを増やすことで，空間分解能を高くする必要があるが，ピクセルサイズが小さくなると，SN 比（SNR；signal-to-noise ratio）[註2]が低下するために画質が低下する．SN 比を上げるためには時間をかける必要があるが，今度は時間をかけると，モーションアーチファクトが増え，画質が低下する．よい画質を得るためには空間分解能と撮像時間のバランスが重要である．

[註1]STIR（short TI inversion recovery）
脂肪抑制法の一種で，非周波数選択的脂肪抑制であり，T1 緩和（縦緩和）時間の違いを利用して脂肪を分離する方法である．ただし，血腫や造影された腫瘍では，T1 緩和時間が脂肪とほぼ同様となることがあるため，脂肪以外でも信号が抑制される場合があり，注意が必要である．

[註2]SN 比（SNR；signal-to-noise ratio）
信号雑音比のことで，画像の雑音特性を表す値である．MRI 画像の信号強度は相対値であり，信号値や雑音値を単独で評価できないため，SN 比によって画質を評価する．
SN 比が高ければ，ざらつきの少ない良好な画質が得られるが，空間分解能と撮像時間はトレードオフとなる．

2．造影検査の意義

　血流の有無は超音波でもある程度は評価可能であるが，MRI では広範囲の血流評価が可能であり，病変の存在診断や進展範囲，内部性状（充実性病変か嚢胞性病変かの鑑別）を評価することが可能である．時間分解能を上げ，複数回の撮像を行うダイナミック造影では，病変の血行動態を評価することができる（図 4）

3．DWI と ADC

　拡散強調像（diffusion weighted image；DWI）は，水プロトンのブラウン運動によるランダムな運動の程度を画像化したもので，拡散しやすい自

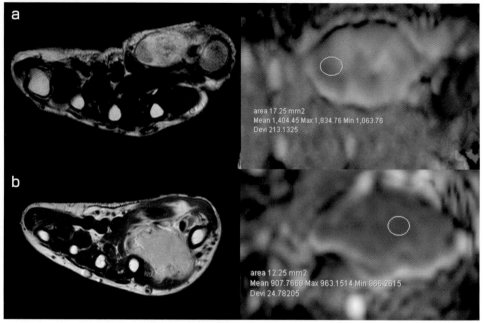

図 5. ADC map による組織型の類推
a：良性腫瘍（神経鞘腫），b：悪性腫瘍（線維肉腫）
ADC 値は a で $1.4 \times 10^{-3} \mathrm{mm^2/sec}$ だが，b は $0.9 \times 10^{-3} \mathrm{mm^2/sec}$ と低く，
悪性病変が示唆される．

由水などは低信号となり，拡散しにくい結合水などは高信号となる．ただし，T2 緩和の影響を受けるため，見かけの拡散係数（apparent diffusion coefficients；ADC）を画像化した，ADC map を作成することで，T2 緩和の影響（T2 shine through）を除外することができる．この ADC map から ADC 値を測定することで，病変の内部性状の把握に有用な情報が得られ，診断の決め手となることもある（図 5）．ADC 値は腫瘍の種類によって様々であるが，ADC 値が $1.0 \times 10^{-3} \mathrm{mm^2/sec}$ よりも低い場合は細胞密度が高く，悪性腫瘍の可能性が高いことが多いので，鑑別診断の参考としている．しかしながら，空間分解能はそれほど高くはできないので，病変が小さいことの多い手外科領域では上手く撮像できないこともある．

腫瘍性病変

手の腫瘍は，サイズが小さく，画像検査を行わずに切除されることが多いが，中には高悪性度腫瘍が隠れていることがあり，不適切切除（unplanned excision）となり，しばしば問題となる．これは特に骨軟部腫瘍の扱いに慣れていない医師が不用意に局所麻酔下に切除した結果であることが多い．腫瘍の扱いに慣れていない場合には，トラブルを避けるためにもまず画像診断を行い，専門医に紹介して判断を仰ぐようにしていただきたい．多くの症例を紹介したいが，誌面が限られているので，特に注意の必要なものを中心に取り上げた．

1．骨腫瘍

骨腫瘍の診断の第一歩は単純 X 線写真であるのは今も昔も不変であるが，近年は単純写真を撮らずに MRI を依頼されることが非常に多い．単純 X 線写真は骨病変を診断する，最も簡便なモダリティであり，診断だけであれば，単純 X 線写真だけで大部分が診断可能である．CT や MRI を用いる理由は前述しているが，全体像を単純 X 線写真で把握した上で，CT，MRI を追加することが望ましいと考える．

1）内軟骨腫（enchondroma）

軟骨基質を反映して T1 強調像で低信号，T2 強調像で高信号を呈する．造影 MRI では辺縁を主体とした造影効果を呈する（図 6）．石灰化を反映し，

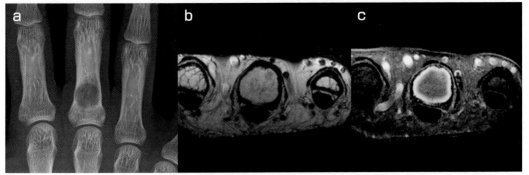

図 6. 30 歳台，男性．内軟骨腫

単純 X 線写真で第 3 基節骨に溶骨性病変を認め（a），T2 強調像で全体に高信号を呈し，内部にわずかに低信号域を伴う（b）．脂肪抑制造影 T1 強調像で辺縁に造影効果を認める（c）．

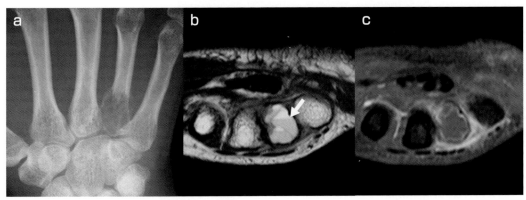

図 7. 10 歳台，女性．骨巨細胞腫

X 線写真で第 4 中手骨基部に溶骨性変化，骨皮質の菲薄化と膨隆を認め（a），T2 強調像では内部に隔壁構造と液面形成を認め（矢印），ABC change を呈している（b）．脂肪抑制造影 T1 強調像で辺縁に厚い造影効果を認め，骨表面に病的骨折に伴う造影効果を認める（c）．

単純 X 線写真や CT で内部に点状の石灰化を認めることがあり，MRI では内部に T2 強調像で低信号域が混在することがある．

2）骨巨細胞腫（giant cell tumor of bone）

内軟骨腫と同様に，骨皮質の膨隆や endosteal scalloping を伴うが，内部には石灰化は認めない．MRI では T1 強調像で低信号であるが，T2 強調像の信号は様々である．造影 MRI では全体に造影効果を伴うが，内部に ABC change を伴うことがあり，ABC（aneurysmal bone cyst；ABC）との鑑別に注意が必要である（図 7）．ABC との鑑別点は，内部に充実性成分があり，造影される領域を伴うことであり，壁が厚く造影されることもある．造影 MRI を施行しないと区別ができないことがある[1]．

2．軟部腫瘍

軟部腫瘍の画像診断には MRI が欠かせない．軟部組織の組織分解能は CT よりも MRI の方が圧倒的に高く，内部性状の評価に有用である．治療の際には不適切切除とならないよう，最低限の画像評価を行うように心がけていただきたい．脂肪腫や血腫の一部を除き，大部分の腫瘍が T1 強調像で低信号を呈するので，T2 強調像の信号強度や造影パターンで鑑別疾患を考えていく．腫瘍を疑って MRI 検査を施行する際には，腎機能が問題なければ，可能な限り造影 MRI を施行することを推奨する．血流の有無や血管との連続性，内部性状の評価に有益な情報をもたらす．

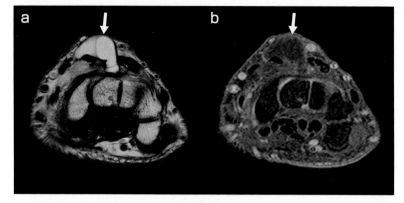

図 8.
70 歳台，女性．ガングリオン
T2 強調像で高信号の多房性の囊
胞構造を認め(a)，脂肪抑制造影
T1 強調像で内部に造影効果は認
めない(b).

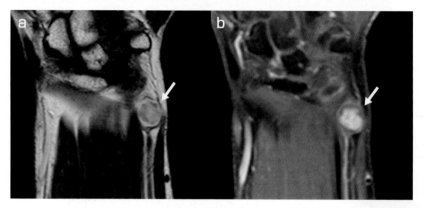

図 9.
40 歳台，女性．神経鞘腫
尺骨神経に接し，T2 強調像で軽
度低信号(Antoni A)，辺縁が高
信号(Antoni B)を呈し(a)，脂
肪抑制造影 T1 強調像で造影効
果(Antoni A)を認める(b).

1）ガングリオン(ganglion)

　関節周囲や腱鞘の近傍に生じる囊胞性病変であ
り，T1 強調像で低信号，T2 強調像で高信号を呈
し，内部に造影効果は認めない．滑液包炎などと
の鑑別が問題となるが，滑膜の裏打ちはないので
壁は薄く，壁の造影効果も軽度である(図 8)．指
趾の爪周囲や DIP 関節部に生じる粘液囊腫とは，
画像的には区別は困難である．粉瘤も同様に造影
されない囊胞様構造として描出されるが，T2 強調
像の信号がやや不均一で，皮膚に広く接し，皮膚
との間に皮下脂肪の存在しない部位がある．

2）神経鞘腫(schwannoma)

　神経由来の腫瘍性病変で，Antoni A と呼ばれる
細胞成分が多い部分は T2 強調像で低信号域を呈
し，Antoni B と呼ばれる粘液基質主体の成分が多
いと T2 強調像で高信号域を呈するが，内部信号
は様々であり，他の腫瘍との鑑別が問題となる．
造影 MRI では Antoni A の領域に造影効果を認め
る(図 9)．比較的大きな神経との連続性が確認で
きれば診断は容易だが，神経線維が同定できない
ことも多い．

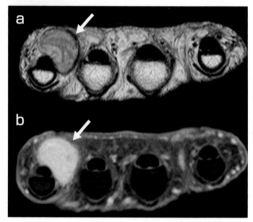

図 10. 60 歳台．男性．血管平滑筋腫
第 2 指基節部掌側に T2 強調像でやや不均一
な高信号を呈し(a)，脂肪抑制造影 T1 強調
像で均一な造影効果を認める(b).

3）血管平滑筋腫(vascular leiomyoma)

　血管由来の充実性腫瘍である．T1 強調像では
低信号を呈し，T2 強調像は低信号であることが多
い．比較的内部は均一な信号を呈することが多
く，造影 MRI では腫瘍全体に造影効果を伴い(図
10)，血管との連続性が確認できることがある[2]．

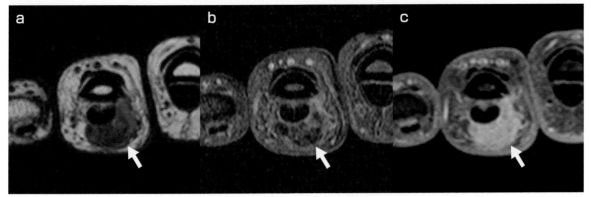

図 11. 30 歳台，女性．腱鞘巨細胞腫
第 4 指中節部掌側で屈筋腱に接し，T2 強調像で低信号を呈する腫瘤を認める（a）．
T2* 強調像で著明な低信号を呈し（b），腫瘤全体に造影効果を認める（c）．

神経血管束に沿って生じる病変であり，神経鞘腫との鑑別が問題となることが多い．

4）腱鞘巨細胞腫（giant cell tumor of tendon sheath；GCTTS）

四肢末梢の腱鞘に生じる境界明瞭な腫瘤として認められ，T1 強調像，T2 強調像ともに低信号を呈するが，内部に信号の高い部分が混在することもある．ヘモジデリンを反映して，T2* 強調像では著明な低信号を呈し（図 11）[3]，時に隣接骨に erosion を伴う[4]．鑑別疾患となる腱鞘線維腫や滑膜性骨軟骨腫症では T2* 強調像では強い低信号は示さないことが多く，T2* 強調像の追加が腫瘍の鑑別に役立つことがある．

5）グロムス腫瘍（glomus tumor）

指趾，特に爪下に好発する腫瘤で，径 1 cm 程度の硬い腫瘤を形成し，激しい圧痛を伴う．CT では軟部腫瘤として認められ，MRI では T1 強調像で低信号，T2 強調像で高信号を呈する．造影剤の投与で強い造影効果を認める[5]．ダイナミック造影では早期から強い造影効果を示し，造影効果が後期まで持続することが特徴的である（図 12）．造影を施行しない場合にはガングリオンや粘液嚢腫などの T2 強調像で高信号となる囊胞性病変との鑑別が困難なことがある．

外　傷

手根骨の骨折は単純 X 線写真では重なりがあ

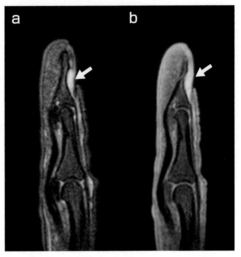

図 12. 50 歳台，女性．グロムス腫瘍
第 2 指末節部手背側に，脂肪抑制 T2 強調像で高信号の腫瘤を認め（a），脂肪抑制造影 T1 強調像で強い造影効果を認める（b）．

るため，評価が難しく，CT が威力を発揮する．最近の CT では 0.15 mm の高精細モードでの撮影が可能なものもあり，微細な骨折も診断が可能となっているが，高精細モードではデータ量が増えるので注意が必要となる．MRI では骨髄浮腫を鋭敏に反映し，CT で不明瞭な微細な骨折でも描出することが可能である．軟骨損傷や腱，靭帯の断裂，筋肉の損傷・変性は MRI が組織分解能が高く，変性や浮腫を鋭敏に描出可能である．

1．舟状骨骨折（scaphoid fracture）

舟状骨骨折は全手根骨骨折の中でも 70〜90%

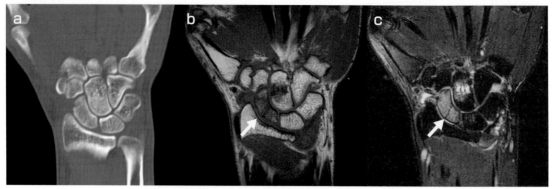

図 13. 40 歳台，男性．舟状骨骨折
CT では骨折線が不明瞭だが(a)，MRI では T1 強調像で低信号(b)，脂肪
抑制 T2 強調像で高信号を呈し(c)，骨折線と骨髄浮腫が明瞭である．

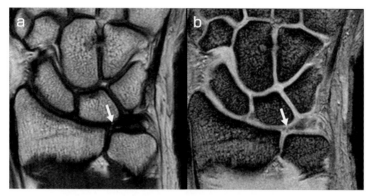

図 14.
TFCC 損傷
　a：T2 強調像：関節円板の橈骨付着部に
　　高信号を認め，断裂の所見である．
　b：T2*強調像：橈骨付着部の断裂部が
　　より明瞭となっている．

と頻度が高く，見逃されて偽関節になりやすい．新鮮骨折の場合，単純 X 線写真では診断が困難で，特に転位の少ない骨折は単純 X 線写真のみでは非常に難しい．CT では単純 X 線写真で同定が難しい微細な骨折を描出できることがある．MRI では骨折による骨髄浮腫を鋭敏に検出することができ，単純 X 線写真や CT では診断が困難な早期の骨折を診断することが可能であり(図 13)，偽関節における舟状骨全体の血流状態を評価することができる．

2．TFCC 損傷(TFCC injury)

三角線維軟骨複合体(triangular fibrocartilage complex；TFCC)は，三角線維軟骨，三角靭帯，尺側側副靭帯，尺骨三角骨靭帯，尺骨月状骨靭帯，メニスカス類似体からなり，三角線維軟骨は関節円板と背側・掌側橈尺靭帯からなる．いずれのシーケンスでも低信号を呈するが，損傷を生じると，出血や浮腫，損傷部への液体浸入により，高信号に描出される．T2*強調像や T2 強調像，プロトン密度強調像などの冠状断が適しており(図 14)，脂肪抑制を併用すると，液体の高信号を鋭敏

に描出することができ，損傷部が明瞭となることが多い．小さい組織であり，病変を描出するには高分解能で撮像することが重要である[6]．

結晶沈着症(crystal deposition disease)

CPPD 沈着症は，ピロリン酸カルシウム(calcium pyrophosphate dehydrate；CPPD)が線維軟骨，硝子軟骨，靭帯などに沈着し，炎症を惹起する．無症状のこともあるが，関節の疼痛，発赤や腫脹をきたすことがある(偽痛風)．尿酸ナトリウム結晶(痛風)との鑑別が問題となるが，痛風と異なり，石灰化が目立つことが鑑別点となる(図 15)．それに対し，痛風結節は CPPD とは異なり，単純 X 線写真や CT では石灰化は弱く濃度はそれほど高くはない．いずれの結晶沈着症も，関節以外にも軟部組織に腫瘤を形成することがあるが，MRI では T1 強調像，T2 強調像ともに低信号を呈することが多く，結晶沈着部は造影不良であり，周囲のみが炎症により強い造影効果を伴うことが腫瘍との鑑別点となる．骨に近接している場合

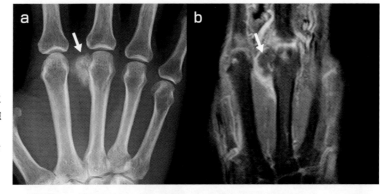

図 15.
60 歳台，女性．CPPD 沈着症
単純 X 線写真では第 3 中手骨頭橈側に
石灰化を認め(a)，脂肪抑制造影 T1 強
調像では結晶沈着部分は造影されず，
周囲の炎症性変化の部分に造影効果を
認める(b)．

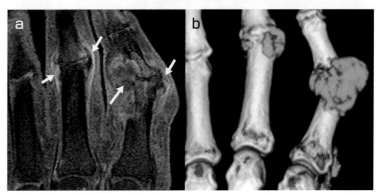

図 16.
80 歳台，女性．痛風
第 2 PIP 関節に変形，erosion を認め，
脂肪抑制造影 T1 強調像では PIP 関節
の低信号域周囲が造影されている(a)．
Dual-energy CT で尿酸ナトリウム結
晶は緑色に描出される(b)．

は，骨軟骨腫や傍骨性骨軟骨異形成増生(bizarre parosteal osteochondromatous proliferation；BPOP)など，腫瘍や類似病変との鑑別が問題となることがあるので，注意が必要である．また，近年では dual energy CT によって，尿酸ナトリウム結晶が検出可能である(図 16)[7]．

おわりに

もっと多くの疾患を取り上げたかったが，誌面に限りがあるため，簡単ではあるが，CT，MRI について解説した．腫瘍に関しては，判断の難しい非典型例も多く，診断に迷うことが多い．そのため，診断に有用な情報を得るために検査の種類，撮影条件やシーケンスを適切に組み合わせることが重要である．腫瘍性病変の鑑別には造影 MRI 検査が有用であり，腎機能に問題がなければ考慮する必要がある．また，今回の「読影まかせにしないために」という趣旨からは外れてしまうが，我々のような，骨軟部放射線を専門とする放射線科医も少ないながらもいるので，検査方法や診断に難渋した時には是非とも相談していただきたい．

参考文献

1) Chakarun, C. J., et al.：Giant cell tumor of bone：review, mimics, and new developments in treatment. Radiographics. **33**：197-211, 2013.
2) Yoo, H. J., et al.：Angioleiomyoma in soft tissue of extremities：MRI findings. AJR. **192**：W291-W294, 2009.
3) Jelinek, J. S., et al.：Giant cell tumor of the tendon sheath：MR findings in nine cases. AJR Am J Roentgenol. **162**：919-922, 1994.
4) Wang, C. S., et al.：Giant cell tumour of tendon sheath with bone invasion in extremities：analysis of clinical and imaging findings. Radiol Med. **120**：745-752, 2015.
5) Mundada, P., et al.：High resolution MRI of nail tumors and tumor-like conditions. Eur J Radiol. **112**：93-105, 2019.
6) Nozaki, T., et al.：High-resolution 3 T MRI of traumatic and degenerative triangular fibrocartilage complex(TFCC) abnormalities using palmer and outerbridge classifications. Clin Radiol. **72**：904.e1-904.e10, 2017.
7) Glazebrook, K. N., et al.：Identification of intraarticular and periarticular uric acid crystals with dual-energy CT：initial evaluation. Radiology. **261**：516-524, 2011.

形成外科領域雑誌 ペパーズ

PEPARS

大好評特集号

STEP by STEPの写真と図で理解する
手指の外傷治療

No.158
2020年2月

編集　日本医科大学准教授　小野真平

手指外傷治療のそれぞれの項目について、手術適応、診察・検査・画像・患者説明、手術に関連する解剖、体位・肢位、手術手技、アウトカム・エビデンスをエキスパートが詳述！

主なCONTENTS

・手指の手術に有効な麻酔
・指尖部損傷
・指尖部切断（再接着術）
・指腹部の皮膚軟部組織欠損
・指背・手背の皮膚軟部組織欠損
・手指の瘢痕拘縮再建
・屈筋腱断裂（ZoneⅡ）
・伸筋腱損傷（ZoneⅢ・Ⅳ）
・手指骨折治療のコツ
・神経損傷
・化膿性骨髄炎・関節炎
・手指熱傷における
　植皮術と皮弁術

定価 3,300 円（本体 3,000 円＋税）

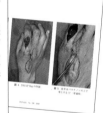

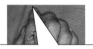

豊富な図と一緒に STEP が進んでいくからわかりやすい！【コツ】や気を付けるべき【ピットフォール】も満載！

詳しくはこちら！

▶関連特集もCHECK!

手・指・爪の腫瘍の
診断と治療戦略

No.149
2019年5月

編集　金沢医科大学教授
　　　島田賢一
定価 3,300 円（本体 3,000 円＋税）

詳しくはこちら！

疫学やエコーや MRI を使用した腫瘍の鑑別・診断、そして外来診察する頻度の高い診断を取り上げて治療戦略を詳述!!

四肢外傷
対応マニュアル

No.134
2018年2月

編集　東京女子医科大学
　　　八千代医療センター教授
　　　竹内正樹
定価 3,300 円（本体 3,000 円＋税）

詳しくはこちら！

指尖部欠損から下肢の開放骨折まで、四肢の外傷にどう対応するか。第一線を走るエキスパートたちがコツを伝授！ぜひご一読ください！

全日本病院出版会　〒113-0033 東京都文京区本郷 3-16-4　Tel:03-5689-5989
www.zenniti.com　Fax:03-5689-8030

PEPARS No.169：41-47, 2021

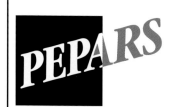

◆特集／苦手を克服する手外科

骨折保存療法を克服する
―キャスト・スプリントの基本から―

長尾　聡哉*

Key Words：手部骨折(hand fractures)，保存療法(conservative therapy)，キャスト(ギプス)固定(casting)，バディーテーピング(buddy taping)，装具(orthosis)

Abstract 手部骨折保存療法において最も重視すべきポイントは『関節拘縮を遺さない』ことである．関節拘縮を回避するためには，機能的肢位での固定および早期関節可動域訓練が重要となる．日常診療でしばしば遭遇し，保存療法を選択することが決して少なくない，① 舟状骨骨折における thumb spica cast 固定，② 基節骨骨折における knuckle cast 固定，③ PIP 関節背側脱臼・掌側板裂離骨折における buddy taping，④ 骨性マレット指における副木・装具固定，について，その適応およびポイントを解説する．

はじめに

　最近，手部骨折の保存療法後成績不良例をよく目にする．一方で，転位がほとんどなく，保存療法の適応と思われる骨折に対して手術を施行されている例もしばしば目にするようになった．インプラントの発展に伴い術後早期可動域訓練が許容されるようになり，手術成績が向上したためだろうか．それとも，手術療法の方が医業収入を得られるからだろうか．

　手部骨折に対する保存療法は先人たちの知恵と工夫の結晶であり，現在も決して色褪せることはない．適応を遵守すれば，手術療法と比較しても確実に同等あるいはより良好な成績を期待できる．本稿では，手部骨折における保存療法の原則と代表的な外傷における保存療法の実際について概説する．

手部骨折保存療法の原則

　骨折治療の際には，手術療法と保存療法の

merit・demerit を天秤にかけ，保存療法の方が良好な成績が期待できると考えた時に保存療法を選択するのが大原則である．具体的にはキャストやスプリントなどの外固定を駆使するわけだが，その際に最も重要なことは『関節拘縮を遺さない』ことである．ひとたび関節拘縮が生じてしまうと，その治療は困難を極める．関節拘縮を遺さないようにするためのポイントは，

① **機能的肢位で固定する**(図 1)

② **早期関節可動域訓練が可能な方法を選択する**

③ **他関節の可動域制限を起こさない**

ことと考えている．ただし，手指は部位によって機能が異なるため，受傷部位にあった治療方針を立てる必要がある．例えば，橈側指(母指〜中指)はつまみ動作に重要な指であるため，可動域と比較して支持性が重視される．すなわち，橈側指における多少の関節拘縮は許容されることを意味している．それに対して，尺側指(環・小指)は握り動作に重要な役割を担っており，可動域制限は重大な後遺障害につながりやすい．したがって，尺側指は橈側指と比較して可動域訓練が極めて重要と言える．また，DIP 関節は Heberden 結節で関節固定がしばしば選択される関節であり，可動域

* Soya NAGAO，〒175-0082　東京都板橋区高島平 3-12-6　板橋区医師会病院整形外科，部長

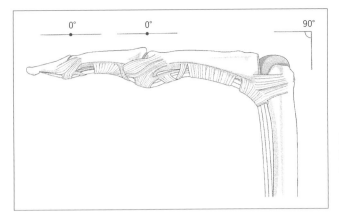

図 1. 手指の機能的肢位
MP 関節は 90°屈曲位，PIP・DIP 関節は
伸展位で固定すると後遺障害が少ないと
されている.

制限はある程度許容される．それに対して，MP
関節・PIP 関節の屈曲障害は日常生活動作の支障
に直結してしまう．したがって，MP 関節・PIP
関節は DIP 関節と比較して早期可動域訓練が非
常に重要と言える．ただし，母指 MP 関節は支持
性が重視され，関節可動域に個人差があることも
知られているため，早期可動域訓練の対象から除
外できる関節と考えている.

　以上のように，手指，ひいては部位によって役
割が異なるため，受傷指あるいは部位を考慮しつ
つ治療の目的を明確にし，起こり得る（目を瞑る）
後遺障害を患者に明確に伝えておくことが最も重
要であり，ひいてはトラブル回避にもつながるこ
とを肝に銘じておくべきである．さらに，『ちゃん
と動くようにしなければいけない』といった手指
外傷特有の呪縛やストレスをも減少させることに
なる.

　次に，日常よく遭遇する，あるいは注意すべき
手部骨折の保存療法について，適応および保存療
法の実際について詳述する.

1．舟状骨骨折に対する thumb spica cast 固定

　舟状骨骨折に偽関節が多いことはよく知られて
いる．手外科医は少なからず難治性舟状骨偽関節
の症例に遭遇し，その治療に苦労した経験を有し
ているものである．そういった経験からか，本骨
折は早期発見，早期治療が最も重要と考えてお
り，疑われる例は『意地でも骨折を見つけてやる』
という姿勢で日常診療に臨んでいる．Anatomical
snuff box や舟状骨結節部（図 2）に圧痛を認める例
では手関節単純 X 線 4 方向に最大尺屈位正面像を

追加する（図 3），あるいは舟状骨 5 方向撮影を選
択する．それでも骨折を同定できない場合は MRI
を撮像することによって診断を得るように心がけ
ている.

　転位のない新鮮舟状骨骨折は保存療法の対象と
なる．本骨折には古くから thumb spica cast が選
択される．母指 MP 関節を固定するかしないか，
肘関節を固定するかしないかで治療成績に差はな
いとされているが[1]，① 偽関節化を避ける，② 母
指は支持性が重視され，多少の関節可動域制限は
許容される，ことから，筆者は前腕からの thumb
spica cast を選択している（図 4）.

　Casting の際には，① 2 号のギプス包帯（プラス
チック製）1 巻，② 下巻き（4 裂の巻き綿，ストッ
キネット 3 号）およびギプス成型用のハサミを用
意する．PIP 関節から肘までの長さのストッキ
ネットの母指部に切り込みを入れ，患肢へかぶせ
る．次に，巻き綿を巻いていくわけだが，筆者は
4 裂の巻き綿をさらに細くしたものを用意し（図
5），まず母指に最低 2 周巻いておくようにしてい
る．その後，ストッキネットを覆うように通常の
巻き綿を各部位最低 2 周以上になるように巻いて
いく．その際には巻き綿の中央に裂け目を入れて
母指にかけて巻き始めると母指の巻き綿がほどけ
なくなり，母示指間では巻き綿を引っ張って細く
しながら巻くと厚くなりすぎない．次にギプス包
帯を巻いていく．筆者は手関節部から巻き始め，
母示指間はまず 3〜4 重に折りたたんで 2〜5 指 MP
関節近位を 1 周させ，一度手関節へ戻ってから再
度 2 重に折りたたんで母指を 2 周させる．その後，

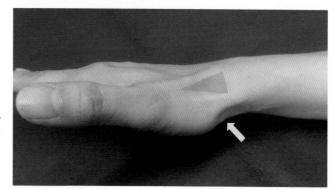

図 2. Anatomical snuff box と舟状骨結節部
△：anatomical snuff box：長母指伸筋腱と
　短母指伸筋腱に囲まれたスペースを指す.
➡：舟状骨結節部

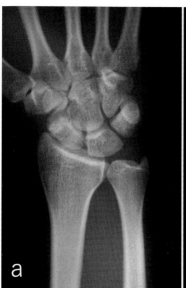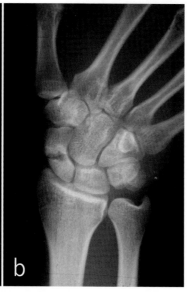

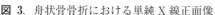

図 3. 舟状骨骨折における単純 X 線正面像
a：通常の正面像. 舟状骨骨折は判然としない.
b：手関節最大尺屈位正面像. 舟状骨体部骨折がはっきりと描出される.

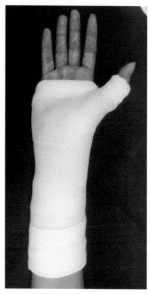

図 4. Thumb spica cast の実際
母指 IP 関節および 2〜5 指 MP 関節の可
動域を制限しないように，手掌部の横
アーチを保つようにモールディングする.

2〜5 指 MP 関節近位を再度 1〜2 周巻くことにし
ており，母示指間を通過する際には遠位 1/3 程度
を残すように切り込みを入れると適度な厚さとな
り，かつ母指球部の強度も担保できる. そして，
前腕へ巻き進めていく. ギプス包帯も全ての部位
で最低 2 周を確保するようにし，強度に不安が残
る場合は躊躇せずギプス包帯を追加する. 最後に，
かろうじてつまみ動作ができる肢位に母指の位置
を調整しつつ，手掌部の横アーチを再現するよう
にギプス包帯が固まるまでモールディングを行う.
なお，ギプス包帯は引っ張って巻かないように心
がけ，2〜5 指 MP 関節の可動域制限を起こさない
ように同部位を露出させておく(図 4).

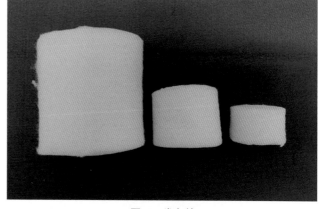

図 5. 巻き綿
左：4 裂の巻き綿
中央：4 裂の巻き綿を半分に切ったもの
右：4 裂の巻き綿を 1/3 に切ったもの

固定期間は6〜10週とされているが[1]，転位のない骨折や骨挫傷の例がほとんどであるため，筆者に8週以上固定した経験はない．

2．基節骨骨折に対するknuckle cast固定

基節骨からPIP関節周囲にかけては骨と腱，特に伸筋腱が近接しているため，骨折を契機に腱癒着を生じやすい．また，手術後に腱癒着を起こすこともしばしばあり，ひとたび腱癒着からMP関節・PIP関節の伸展拘縮を生じると，その治療は困難を極める．したがって，転位を伴うMP・PIP関節内骨折以外は極力手術を回避し，早期可動域訓練が可能な保存療法を選択するのが得策と考えている．

Burkhalterらは MP関節屈曲位で整復位を保持したままPIP・DIP関節の早期可動域訓練を行う保存療法を初めて報告し[2]，石黒らが手関節を固定しないknuckle castとして昇華させた[3]．以後，knuckle castによる基節骨骨折保存療法の良好な治療成績が多数報告されるようになっており，手外科医としてぜひマスターしてもらいたい手技の1つと考えている．

Castingに必要な物品はthumb spica castと同様である．Knuckle castを巻く際に最も重要なポイントは，手関節および手指の肢位である．前述のように手指MP関節以遠は機能的肢位を，手関節は背屈30〜40°を保持しながら固定を行うことで整復位保持および早期可動域訓練が可能となる．ただ固定肢位を保つだけでは患者の苦痛を伴い，患者の抵抗にあうことも少なくない．筆者は，まず自分の手で固定肢位を実演し，次いで患肢を自動でゆっくりと固定肢位に近づけるよう促すことで，患者の理解を高めつつ苦痛も決して多くないことを理解してもらうよう努めている（図6）．患者自身で固定肢位に近い肢位がとれることを確認したら，肘を手台に立てて指が上にくるような肢位をとらせ，ストッキネット・巻き綿でPIP関節から手関節を被覆する．なお，thumb spica castとは異なり，2〜5指のPIP関節を覆うぐらいまで巻き綿を巻くため，母示指間に気を遣う必要はな

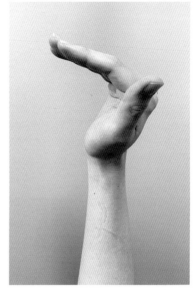

図6．Knuckle castの固定肢位
手関節背屈位，MP関節屈曲90°を保つように指導する．

い．次にギプス包帯を手関節から遠位に最低2周巻いていく．その際，MP関節伸展を防ぐために手背より遠位の背側でギプス包帯を何重か折り返すことで背側を厚くすると破損を防ぐことができる．ギプス包帯を巻いたら患者に固定肢位をとるように促し，手関節背屈，MP関節屈曲90°になるように上から2〜5指を圧迫し，ギプス包帯が固まるまで固定肢位を維持する．ギプスが固まるまでの間に患指を牽引して骨折を整復するとともに回旋変形の有無を確認しておく（図7）．ギプス包帯がある程度固まったら，母指球周囲や近位手掌皮線以遠の掌側部をハサミまたはギプスカッターでカットし，PIP・DIP関節が自動運動できることを確認する（図8，9）．

固定後は患肢挙上および手指自動可動域訓練を励行させる．Knuckle castの装着期間は3〜5週とし，整復位保持を目的として後述のbuddy tapingを併用してもよい．なお，MP関節屈曲90°での患指あるいは患指＋隣接指のみの副木・ギプスシーネ固定は機能的肢位保持が困難で，経過観察時にMP関節が伸展位に近づいていることが多いため推奨できない．2〜5指の全てをknuckle castで機能的肢位に保持すべきと考えている．

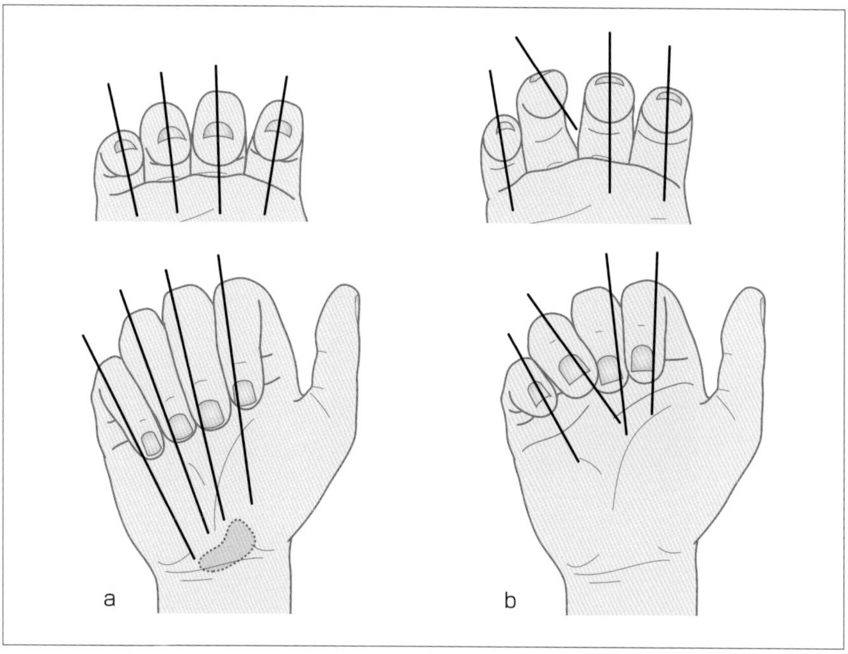

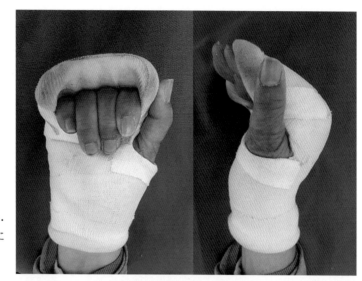

図 7. 手指回旋変形のチェック
　　　方法
　　a：回旋変形なし．爪は同じ
　　　方向を向き，指を屈曲さ
　　　せると舟状骨に向かう．
　　b：環指回旋変形．回旋変形
　　　がある指は爪の向きが異
　　　なり，指を屈曲させると
　　　舟状骨方向を向かない．

図 8. Knuckle cast の実際
MP 関節は屈曲約 90° を保ち，PIP・
DIP 関節は屈曲・伸展できるように
作成する．

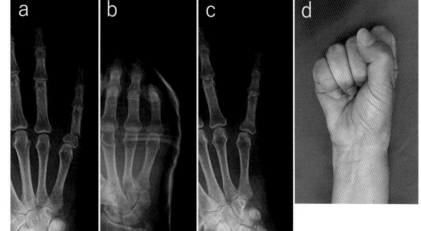

図 9. Knuckle cast で治療した
　　　右小指基節骨骨折
　　a：初診時，単純 X 線正面像
　　b：Knuckle cast 装着後，
　　　単純 X 線正面像
　　c：受傷後 2 か月，単純 X 線
　　　正面像
　　d：受傷後 2 か月現症

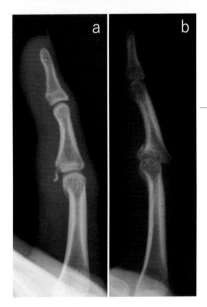

図 10. PIP 関節背側脱臼骨折の単純 X 線側面像
a：過伸展損傷. 小さな掌側板裂離骨片を伴っているが中節骨基部関節面の損傷はない.
b：軸圧損傷. 中節骨基部関節面に転位を伴う骨片を認める.

3. PIP 関節背側脱臼・掌側板裂離骨折に対する buddy taping・早期可動域訓練

いわゆる PIP 関節背側脱臼骨折は過伸展損傷と軸圧損傷に大別される. 過伸展損傷は骨傷を伴わない, あるいは中節骨基部に関節面を含まない掌側板裂離骨片を伴うのに対して, 軸圧損傷は陥没を伴う中節骨基部関節面の骨折を伴うことが多い (図10). 前者における手術適応は整復不能例などに限定されるのに対して, 後者における手術適応は整復不能例に加えて関節面の転位を伴う例と言える. また, 関節面に占める骨片の割合が 1/3 を超える例も整復後不安定性残存の可能性が高く, 手術適応とされている[4]. したがって, PIP 関節過伸展に伴う PIP 関節脱臼および掌側板裂離骨折のほとんどは保存療法の適応となる.

PIP 関節に患部の安静を目的とした外固定を行

う場合, 前述のように固定肢位は伸展位が望ましい (図1). しかしながら, 掌側板裂離骨片は通常掌側へ回転するように転位しており (図10-a), 骨片を整復位に近づけるためには PIP 関節を屈曲位に保持する必要がある. PIP 関節を屈曲位で長期間固定すると容易に伸展障害をきたし, その治療は難渋する. 石突は転位を伴う掌側板裂離骨片に対して早期自動運動を積極的に施行させることにより, 骨片は癒合しないものの臨床成績は良好であったと報告しており[4], 筆者も本外傷に対して外固定は行わず, buddy taping のみで早期から自動可動域訓練を励行させるようにしている.

本外傷に対する buddy taping は 3〜4 週間継続させ, taping の際には, ① PIP 関節・DIP 関節を跨がないようにテープを貼る (図11), ② 伸縮性のあるテープを引っ張らずに貼る, ように指導している. 治療目的が『関節拘縮を起こさない』ことであり, 少しでも関節拘縮発症のリスクを減らしたいと考えているためである.

4. 骨性マレット指に対する装具療法

手指末節骨基部における伸筋腱停止部の裂離骨折である骨性マレット指には石黒法による経皮的鋼線固定が汎用され[5], 良好な治療成績が多数報告されている. そのためか, 伸展制限がわずかだが骨片を伴う例にまで経皮的鋼線固定が施行されている例をよく見かける. 関節面に占める骨片の

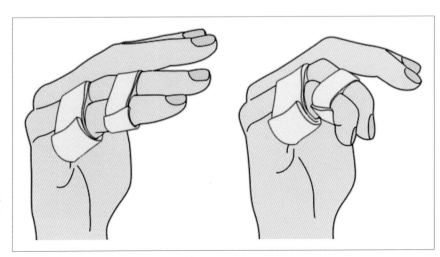

図 11. Buddy taping
関節を跨がないように患指および隣接指をテーピングする.

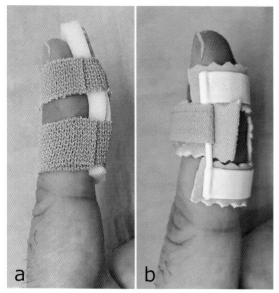

図 12. 骨性マレット指に対する外固定の実際
a：副木固定
b：装具固定

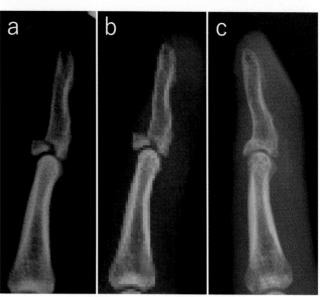

図 13. 骨性マレット指保存療法施行例
a：初診時，単純 X 線側面像
b：受傷後 6 週，単純 X 線側面像
c：受傷後 4 か月，単純 X 線側面像

割合が大きく転位を伴う例，あるいは DIP 関節掌側亜脱臼を合併している例に手術を施行することに異論はないが，関節面に占める骨片の割合が 1/2 以下，あるいは剥離骨折のみの例の中には伸展制限がそれほどひどくない例も多く，そのような例は保存療法でも十分加療できると考えている．

本骨折には装具あるいは副木による DIP 関節の伸展位固定を約 6 週間継続する（図 12，13）．PIP 関節が屈曲できないと swan-neck 変形を発症する可能性があるため，MP 関節・PIP 関節の可動域訓練，特に屈曲は自動・他動とも十分に施行するよう指導することが重要である．また，DIP 関節の過伸展固定は DIP 関節掌側亜脱臼を助長する可能性があるため回避すべきであり，"亜脱臼にならない程度"の伸展位が推奨されている[6]．DIP 関節に軽度伸展制限が残存する可能性についても説明しておく必要がある．

まとめ

手部骨折・脱臼に対して保存療法を選択する場合は，機能的肢位での固定を原則とし，早期可動域訓練が可能な固定方法を選択することにより，罹患関節のみならず隣接関節の関節可動域制限をも極力回避することが重要である．

参考文献

1) Tait, M. A., et al.：Acute scaphoid fractures：a critical analysis review. JBJS Rev. **20**(9)：1-8, 2016.
2) Burkhalter, W. E., Reyes, F. A.：Closed treatment of fracture of the hand. Bull Hosp Joint Dis Orthop Inst. **44**：145-162, 1984.
3) 石黒　隆ほか：指基節骨および中手骨骨折に対する保存的治療—MP 関節屈曲位での早期運動療法．日手会誌．**8**：704-708，1991.
4) 石突正文：PIP 関節脱臼骨折．臨床スポーツ医学．**8**：591-596，2012.
5) 石黒　隆ほか：骨片を伴った mallet finger に対する closed reduction の新法．日手会誌．**5**，444-447，1988.
6) 原　　章ほか：骨性マレット指の保存療法．日手会誌．**32**：979-982，2016.

PEPARS No.169：48-61，2021

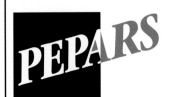

◆特集／苦手を克服する手外科

手指の骨折手術を克服する

神田　俊浩*

Key Words：中手骨骨折(metacarpal fracture)，指節骨骨折(phalangeal fracture)，骨内鋼線締結法(intraosseous wiring)，ラグスクリュー(lag screw)，プレート固定術(plate osteosynthesis)，ロッキングプレート(locking plate)

Abstract　指節骨骨折および中手骨骨折に対し，しばしば鋼線刺入固定術が行われるが，手技が容易であることや，安価であることを理由に，安易に鋼線固定術を選択してはならない．不適切な鋼線固定は機能障害の原因となり得る．手指の骨折は，その解剖学的な理由から，容易に癒着と拘縮を生じる．そのため，早期可動域訓練により骨折部の癒着を予防し，可動域獲得を目指さなければならない．そのためには術後早期訓練に耐え得る強固な内固定法を心がける必要がある．以前はロッキング機構を持たないコンベンショナルプレートしかなかったが，現在は手指骨用ロッキングプレートがあるので，治療の選択肢が格段に広がった．プレートの使い方も，単純な架橋プレートの他，中和プレート，バットレスプレート，フックプレート，創内固定など多種類あり，これらを手指の各骨折部位・骨折型に合わせて選択・使用することで良好な機能回復を目指すことができる．

はじめに

　手の外傷治療において，土台となる骨の修復は極めて重要である．特に，手指の骨は腱と近接しているため，容易に癒着し拘縮となる．機能回復のためには，術後訓練に耐え得る内固定が必須であり，早期訓練により癒着と拘縮を防がなければならない．

　本稿では，手の骨折に対する各種手術療法を解説し，よく遭遇する骨折型や治療困難な骨折型に対する治療法について詳述する．

手術適応

　大関節と異なり手指の関節は拘縮を生じ易い．先に述べた通り，固有指部には筋がなく，指節骨の周囲には腱が近接しているため，骨折部と腱が容易に癒着し拘縮となる．転位のない骨折や，内固定なしでも早期可動域訓練が施行できる骨折であれば保存治療が可能であるが，整復位の維持と早期訓練が両立できない骨折では手術が必要である．

　徒手整復不能な中手骨骨折および指節骨骨折のうち，以下のものが手術適応となる[1]．

① 回旋転位例

② 関節内骨折例

③ 骨頭下骨折例

④ 開放骨折例

⑤ 骨欠損例

⑥ 多発外傷に伴う骨折例

⑦ 多発骨折例

⑧ 軟部組織損傷合併例

＊　Toshihiro KANDA，〒430-8558　浜松市中区住吉 2-12-12　聖隷浜松病院上肢外傷外科，部長

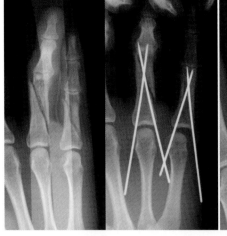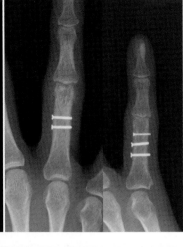

図 1.
不適切な鋼線刺入固定術
　a：前医での治療．環指は鋼
　　線が PIP 関節に突出し，小
　　指は MP 関節が亜脱臼して
　　いる．
　b：当院受診後の治療．鋼線
　　を抜去しラグスクリューに
　　変更

a│b

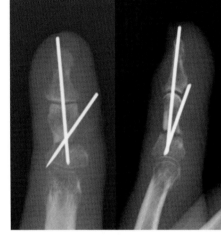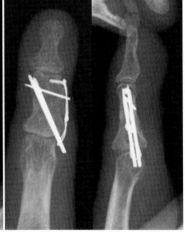

a│b

図 2.
引き寄せ鋼線締結法
　a：再接着術後の中節骨骨
　　幹部偽関節
　b：腸骨移植と引き寄せ締
　　結法で骨癒合を得た．

　手術適応は適切に判断されなければならない．
無治療による変形癒合や，過剰治療(overtreatment)による拘縮や強直は，手の外傷治療をより複雑かつ困難にしてしまう[2]．

各種内固定法

　鋼線刺入固定(pinning)・引き寄せ鋼線締結法(tension band wiring)・骨内鋼線締結法(intraosseous wiring)・スクリュー固定・プレート固定といった内固定法がある．骨折部位や骨折型に合わせ，最適な方法を選択しなければならない．これら内固定法の詳細について説明する．

1．鋼線刺入固定(pinning)

　Kirschner 鋼線(以下，K 鋼線)を刺入するだけの比較的簡易な方法であるため，手の骨折治療でしばしば選択される方法である．しかしながら他の内固定法と比較し，変形治癒や偽関節等の合併

症が生じ易いとする報告もある[3]~[5]．2 本の K 鋼線を十字型に刺入する十字鋼線刺入法(crisscross pinning)がしばしば選択されるが，中節骨や基節骨に用いると伸筋腱や側副靱帯に容易に干渉し，関節可動域制限を残す．不適切なピンニングは時に保存治療に劣る場合もあるので，適切な判断と手技で行わねばならない(図 1)．

2．引き寄せ鋼線締結法(tension band wiring)

　整形外科領域では主に肘頭骨折や膝蓋骨骨折の内固定法として選択される術式[6]であるが，手指の骨折でも用いられる．骨折を整復後に支柱となる K 鋼線を刺入し，骨折部の伸長側[7]に 8 の字型で軟鋼線を掛けて締め上げる．靱帯付着部の裂離骨折で適応とされることがあるが，骨幹部骨折でも使用できる(図 2)．しかし，手指の骨折における引き寄せ鋼線締結法の使用頻度は高くはない．

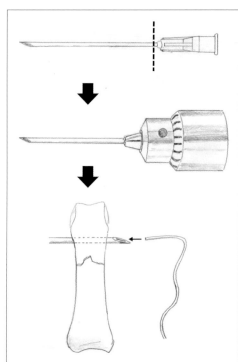
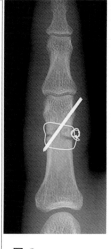

図 3.
Scheker 法を用いた骨内鋼線締結法
21 ゲージ針を根元で切り，先端側をヤコブスチャックに
セットし，パワードライバーを用いて骨に通す．その針先
に 0.37 mm 軟鋼線を通して抜き，骨内に軟鋼線を通す．
右は実際の症例の術後 X 線像

3．骨内鋼線締結法(intraosseous wiring)

支柱となる K 鋼線に加え，骨内に通した軟鋼線を締結することにより安定性を得る方法である．K 鋼線は径 1.0 mm もしくは 1.2 mm のものを使用する．軟鋼線は径 0.37 mm 前後のものを用いる．骨内への軟鋼線刺入は，21 ゲージ針を用いた Scheker 法[8]（図 3）を行うと容易である．単純な鋼線固定よりも安定性が高い[3)4]．中節骨，基節骨の骨幹部骨折に用いられるが，鋼線が腱に干渉しないよう注意が必要である．切断指再接着術での骨の内固定においても有効な方法である．

4．スクリュー固定

二骨片間をスクリューで固定する．骨片同士の位置を維持するためのポジションスクリューと，骨片間に圧迫を加えるラグスクリューがある．フルスレッドスクリューをラグスクリューとして使用する場合は，スクリューの山径より僅かに大きいドリルで手前骨皮質に孔を穿ち，対側皮質を手前に引き寄せ圧迫を掛ける（図 4-a, b）．通常，安定性や骨癒合の面からもポジションスクリューよりラグスクリューの方がよいと思われるが，関節面の整復固定や骨粗鬆例の固定では無理な圧迫固定により転位を生じたり骨片が割れたりし得るため，ポジションスクリューを選択すべき場合もあ

る．中手骨の長い螺旋骨折では，2 本もしくは 3 本のラグスクリューで内固定する（図 4-c）．

5．プレート固定

架橋プレートとして用いる場合，指節骨は小さいため，刺入できるスクリューの数が限られる．そのため，ロッキング機構をもたないコンベンショナルプレートでは十分な固定性を得ることが難しい．ロッキングプレートを使用することにより，少ないスクリューでも高い固定性を得ることが可能である．筆者らは専ら DePuy Synthes 社製 VA ロッキングハンドシステムを使用している．スクリュー径は 1.3 mm，1.5 mm，2.0 mm の 3 種があり，骨の大きさに合わせて選択できる．また手指骨や中手骨のあらゆる部位を固定できるように，多種類のアナトミカルプレートが用意されているため，使い勝手がよい（図 5-a）．1.5 mm と 2.0 mm のプレートは角度可変型ロッキング機構を有し，ロッキングスクリュー刺入方向に自由度があるため，骨片を確実に捉えるスクリューの刺入が可能である（図 5-b）．

後述するが，フックプレートやバットレスプレートという利用法もあり，手指の骨折におけるプレートの活用範囲は思いの外広い．以下では各骨折部位，骨折型における治療法について詳述する．

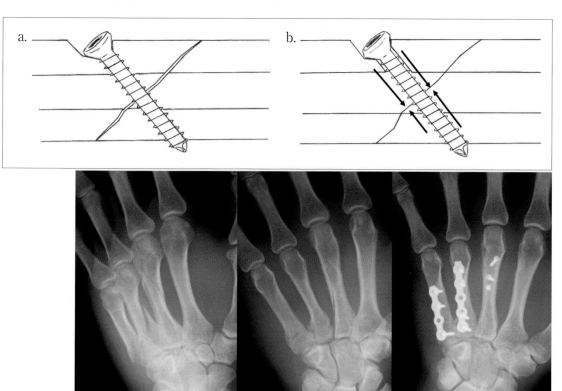

図 4. ポジションスクリューとラグスクリュー

a：手前および対側とも谷径ドリルで孔を穿った後に刺入されたスクリューであり，骨折部に圧迫力は加わらない（ポジションスクリュー）.

b：スクリュー山径より僅かに大きい径のドリルで手前皮質に孔を穿つことにより，フルスレッドスクリューでも圧迫の加わるラグスクリューとして刺入できる.

c：中手骨螺旋骨折に対するラグスクリュー固定. 第4・5中手骨はロッキングプレート固定とし，第3中手骨は3本のラグスクリューで固定した.

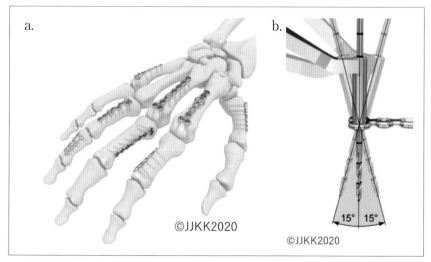

©JJKK2020

©JJKK2020

図 5. VA ロッキングハンドシステム（DePuy Synthes 社製）

a：手指骨および中手骨の各部位に適合するアナトミカル形状のプレートが各種用意されている.

b：1.5 mm および2.0 mm システムは角度可変型ロッキング機構を有し，中心軸から15°まで振ることができる.

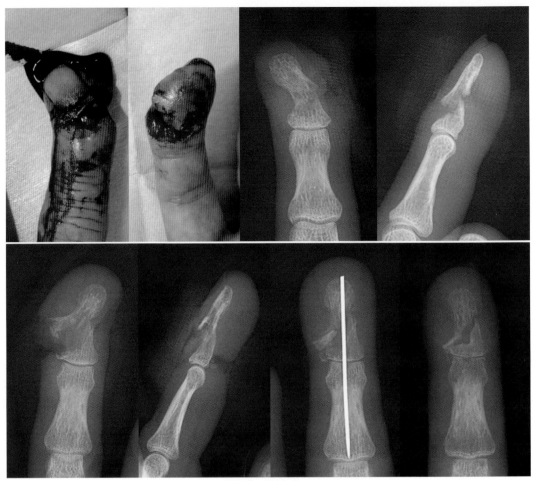

図 6. 末節骨骨折

a：しばしば開放骨折となる.

b：鋼線刺入固定を行ったが偽関節となった.

$\frac{a}{b}$

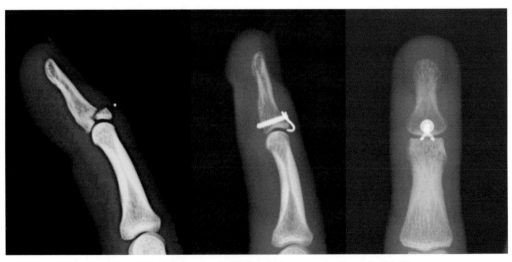

図 7. 骨性槌指（マレット骨折）に対するフックプレート固定術

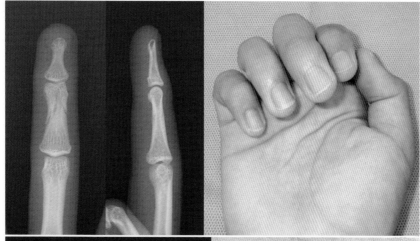

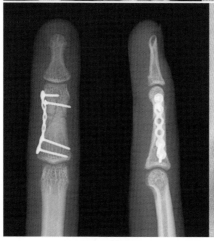
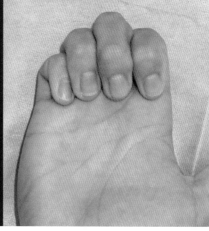

図 8.
中指中節骨回旋転位に対するロッキングプレート(VΛロッキングハンドシステム1.5 mm)固定例

　a：受傷時単純 X 線像では軽度な転位に見えるが，中指中節骨の回外方向への回旋転位により，示指との指交差現象を認める.

　b：ロッキングプレート固定術後. 回旋転位は矯正され，中指との指交差現象も消失した.

末節骨骨折

1．末節骨先端～骨幹部の骨折

　爪脱臼および爪床損傷を伴う開放骨折であることがしばしばである(図6-a). 先端(tuft)の骨折では，爪甲の整復と縫合固定により安定するため，内固定が必要とならないこともしばしばである. 不安定な骨幹部骨折では内固定が必要であるが，粉砕例や gap の残存する例では偽関節となる例も少なくない(図6-b).

2．マレット骨折(骨性槌指)

　末節骨の DIP 関節内骨折ではマレット骨折の頻度が高い. 石黒法[9]やその変法による良好な成績の報告が散見されるが，筆者は Teoh の報告[10]に倣い，フックプレートによる内固定法を行っている[11]. DIP 関節背側 H 字切開で展開し，フック状に形成したミニプレートで背側骨片を引っ掛け

て圧迫固定する(図7). Teoh らは術後早期 DIP 関節可動域訓練で良好な成績を報告しているが，筆者らは術後 4 週間 DIP 関節伸展位固定の後に DIP 関節の可動域訓練を行っている. 石黒法と比較すると，手術手技はやや煩雑であるが，術後管理が容易であり，鋼線刺入部感染の危険性もないことが利点である.

中節骨骨折

1．中節骨骨幹部骨折

　末節骨に架橋プレートを設置することは難しく利点も少ないが，中節骨であれば可能であり利点もある. ロッキングプレートを使用すれば，少ないスクリューでも固定性が期待できる. 骨折整復後の角度安定性が高いので，回旋転位骨折の整復固定にも有用である(図8).

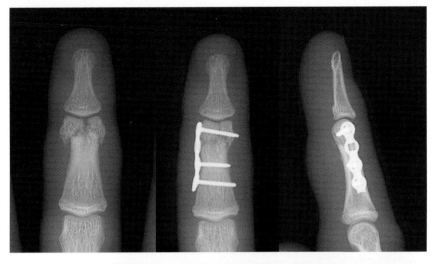

図 9.
中節骨顆部 T 型骨折に対する
プレート固定術
1 本のロッキングスクリューで
両顆を刺入固定した.

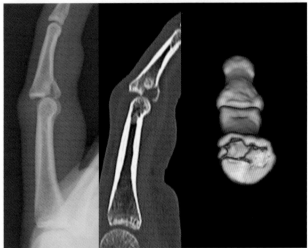

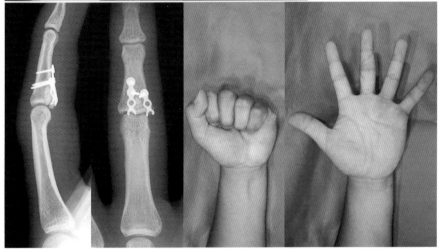

$\dfrac{a}{b}$

図 10. 中指 PIP 関節背側脱臼例
　a：術前 X 線像および CT. 関節面陥没骨片を有する.
　b：陥没骨片を整復し, 空隙に β-TCP を充填. 2 枚の掌側ミニプレートでバット
　　レス固定を行った. 早期訓練により術後可動域も良好である.

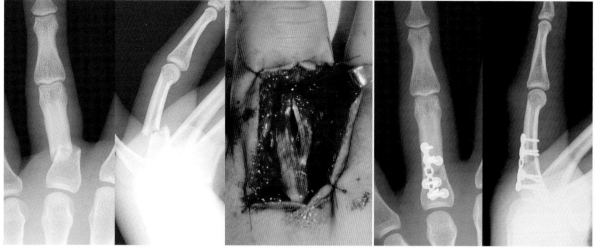

a | b

図 11．開放骨折例に対する即時プレート固定例
　　a：閉鎖骨折であれば保存治療の適応だが，伸筋腱中央索の裂孔損傷を有する
　　　開放骨折であった．
　　b：緊急手術で即時内固定を行った．VA ロッキングハンドシステム 1.5 mm
　　　プレートを使用した．

2．中節骨骨頭骨折

単顆骨折ではスクリュー単独で固定するが，顆部 T 型骨折ではロッキングプレートを用いて顆部を横断するスクリューを刺入して固定する（図9）．スクリューが刺入できないほど骨片が小さく，細い鋼線をかろうじて刺入できる程度の場合もある．強固な内固定が困難な場合は DIP 関節を鋼線で仮固定してもよい．

3．PIP 関節脱臼骨折

中節骨基部の掌側縁もしくは背側縁の骨折と，時に関節面の陥没を伴い，PIP 関節は脱臼もしくは亜脱臼位となる損傷である．PIP 関節背側脱臼骨折はしばしば遭遇する骨折であるが，その治療法は多種多様である．古くは Robertson 牽引[12]に始まり，エクステンションブロックスプリント[13]やピンニング[14]，創外固定などによる治療の報告が見られるが，筆者らは専ら掌側バットレスプレートによる治療を選択し施行している[15)16]．掌側ジグザグ切開を施し，屈筋腱鞘を側方から切離し，屈筋腱を翻転して骨折部を展開する．掌側骨片を近位へ翻転し，関節面陥没骨片があればこれを直視下に整復する．できた空隙に β-TCP を充填し，掌側骨片を整復した上からミニプレートを

バットレスプレートとして設置する．プレートは掌側板ごと骨片を把持するように緩やかなフック状にして設置する（図10）．以前は DePuy Synthes 社製モジュラーハンドシステムを用いていたが，近年は同社製 VA ロッキングハンドシステムの1.3 mm プレートを使用している．

基節骨骨折

1．基節骨骨幹部骨折

中央から近位の横骨折もしくは短斜骨折は保存治療の適応であるが，開放骨折や粉砕例，整復不能例では手術適応となる．先に述べたように骨内鋼線締結法などの鋼線を駆使した内固定も可能だが，基節骨は背側から側方まで伸筋腱に覆われているため，これに干渉しない鋼線刺入は難しい．筆者らは，切断指再接着では専ら骨内鋼線締結法を用いているが[17]，そうでなければロッキングプレートによる内固定を選択している（図11）．

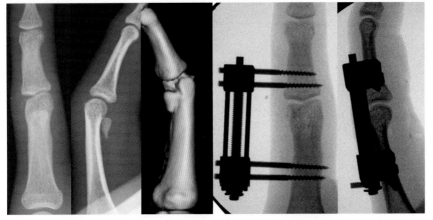

図 12.
PIP 関節を跨いだ創外固定例
基節骨骨頭単顆骨折例．関節面骨片が小さいため，整復後創外固定を使用したが，PIP 関節の早期可動域訓練は不可能である．

a | b

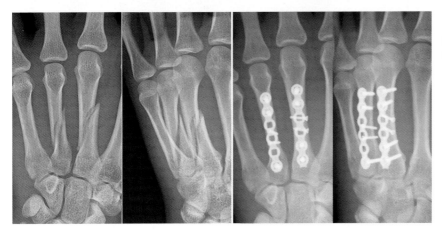

図 13.
中手骨骨幹部骨折に対するラグスクリューと中和プレート（保護プレート）
　a：受傷時 X 線像．第 3・4 中手骨ともに長い螺旋骨折を認める．
　b：各々 2 本ずつのラグスクリュー（1.5 mm）固定を行った上に，VA ロッキングハンドシステム 2.0 mm ストレートプレートを中和プレートとして設置した．

2．基節骨骨頭骨折

　内固定法は中節骨骨頭骨折の場合と同様であるが，DIP 関節に比し PIP 関節の拘縮は機能障害がより大きいため，できるだけ早期訓練が可能な内固定法を選択すべきである．骨頭骨片が小さいなどの理由により強固な内固定が不能な場合は，創外固定もしくはロッキングプレートによる創内固定により PIP 関節を跨いで固定する必要があるが，その際早期訓練は困難となる（図 12）．

中手骨骨折

1．中手骨骨幹部骨折

　中手骨も鋼線を用いた固定やスクリューによる固定，プレート固定が可能であるが，早期訓練が可能となる強固な内固定法を選択すべきである．固定性を考慮するとロッキングプレート固定が推奨される[18]．長斜骨折や螺旋骨折ではラグスクリュー固定が可能であるが，より固定性を向上す

るために，ロッキングプレートを中和プレート（保護プレート）として併用すると，安心して後療法を行うことができる（図 13）．

2．中手骨頚部骨折

　ロッキングプレートを用い，骨頭骨片に 2 本のロッキングスクリューが刺入できれば後療法に耐え得る固定にはなる（図 14-a）．しかしながら，MP 関節伸展拘縮となる例もあり[19]，その際は抜釘時に関節授動術を要する．骨質が良好であれば，Foucher 法[20]もよい．中手骨基部に鋼線刺入孔を作成し，先端を鈍に切った径 1.2 mm もしくは 1.0 mm の K 鋼線を彎曲させ，髄内釘として 2 本刺入し固定する（図 14-b）．

3．中手骨基部骨折および CM 関節脱臼骨折

　第 4 および第 5 の CM 関節脱臼骨折では，中手骨基部骨折を伴う場合と，有鈎骨骨折を伴う場合がある．鋼線のみの固定も可能だが（図 15-a），有鈎骨骨折に対しては可能であれば背側骨片をスク

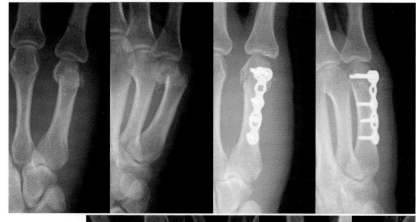

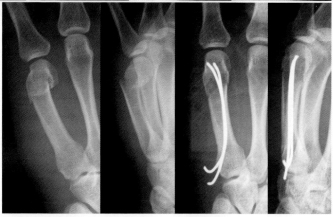

図 14.
中手骨頚部骨折に対する内固定
　　a：ロッキングプレート固定
　　　中手骨頭に 2 本のロッキングス
　　　クリューが刺入されている.
　　b：Foucher 法
　　　弯曲させた 1.2 mm K 鋼線を 2
　　　本髄内に刺入して固定した.

a
―
b

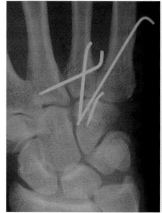
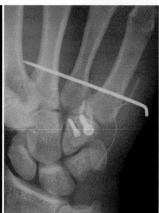
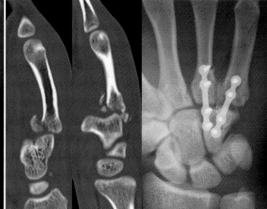

a｜b｜c　　　　　　　　　図 15．第 4，5 CM 関節脱臼骨折の治療
　　a：鋼線のみでの内固定．早期訓練に耐え得るとは言い難い．
　　b：有鈎骨のスクリュー固定と CM 関節再脱臼予防の中手骨間鋼線固定
　　c：第 4,5 中手骨基部骨折を伴う CM 関節脱臼骨折．第 5 中手骨関節面の粉砕が高度であり,骨片に対
　　　する内固定が行えないため,ロッキングプレート(Compact Lock Mandible)による創内固定を施した.

リュー固定し，中手骨間鋼線固定により CM 関節
再脱臼を予防する(図15-b)．中手骨基部関節面の
粉砕例や整復固定が困難な小骨片例では，ロッキ
ングプレートによる CM 関節を跨いだ創内固定で

治療する(図15-c)．創内固定プレートは長期間留
置するとスクリューの緩みやプレートの折損を生
じるので，術後 3 か月程度で骨癒合を確認した後
に抜釘を行う.

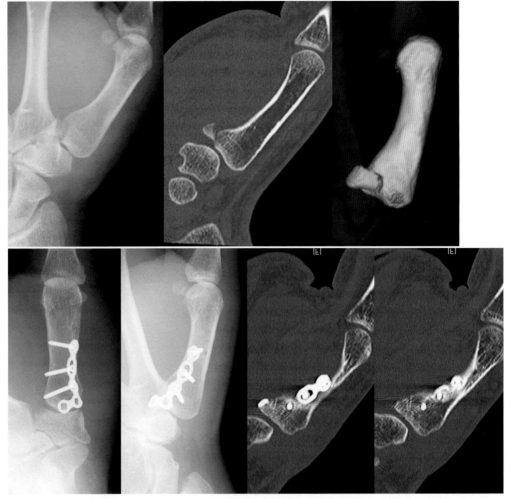

図 16. Bennett 脱臼骨折に対する掌側バットレスプレート固定
　a：受傷時 X 線像および CT 像. 中手骨関節面掌側骨片と背側関節面の亜脱
　　臼を認める.
　b：掌側バットレスプレート固定後の X 線像と術後 3 か月時の CT 像. VA
　　ロッキングハンドシステム 2.0 mm T 型プレートを L 型に切り使用した.
　　骨片の整復位は維持され, CM 関節適合性も良好である.

　　Bennett 脱臼骨折は母指 CM 関節の脱臼骨折で
あり, しばしば遭遇する外傷である. 鋼線刺入固
定の報告[21]もあるが, 筆者らは掌側からのバット
レスプレート固定[22]を行っている(図 16). 母指球
橈側のホッケースティック型皮切でアプローチす
るが, 母指球筋を構成する短母指外転筋, 母指対
立筋, 短母指屈筋により術野確保が容易ではな
い. しかしながら, この方法により掌側骨片の確
実な整復と固定を得ることができる. 鋼線刺入だ
けでは掌側骨片の整復固定は確実とは言えない.

腱損傷合併例・多発骨折例

　　腱損傷を合併した開放骨折例や, 複数指に及ぶ
多発骨折例では, 内固定と術後訓練, 術後機能回
復がしばしば困難となる. ここではその実際の症
例を提示し, その治療法を解説する.

　症例 1：伸筋腱損傷合併例(図 17)
　　43 歳, 男性. お茶刈り作業中に誤って右示指を
切り受傷した. 基節部背側の横切創があり, 単純
X 線像では基節骨近位骨幹部から骨幹端にかけて
細かい粉砕骨片を有する横骨折を認めた. 即日緊

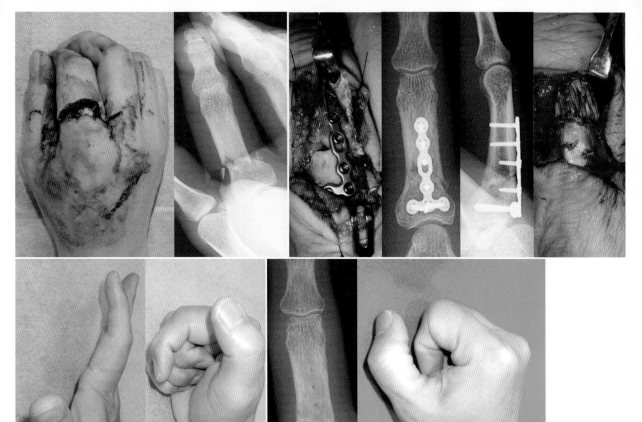

図 17．症例 1：伸筋腱断裂合併基節骨開放骨折
a：示指基節部背側横切創を伴う開放骨折で，伸筋腱は中央索，両側側索とも全て断裂していた．
b：VA ロッキングハンドシステム 1.5 mm プレートを用いた即時内固定と伸筋腱縫合
c：術後 6 か月．PIP 関節伸展拘縮が残存した．
d：抜釘時に授動術を施行し，PIP 関節屈曲は改善した．

急手術で VA ロッキングハンドシステム 1.5 mm プレートを用いた内固定を行った．伸筋腱は中央索および両側の側索がすべて断裂しており，内固定後に縫合修復した．術後は PIP 関節伸展位固定とし，DIP および MP 関節の可動域訓練をハンドセラピストの監視下で行った，術後 3 週より PIP 関節の可動域訓練を開始した．伸展不全が生じないように，伸展位装具を用いながら伸展可動域を維持するよう努めた．術後 6 か月時での骨癒合は良好であったが，伸展拘縮が残存したため，プレート抜去と併せて伸筋腱剥離術と関節包切開術による関節授動術を施行した．授動術後 6 か月での PIP 関節可動域は伸展−15° 屈曲 95° であり％ TAM は 89％であった．

腱損傷合併骨折では無理な早期訓練は腱の再断裂に繋がるので，伸展を意識した後療法を行い，残存した伸展拘縮に対して授動術を行うとよい．PIP 関節の屈曲拘縮を生じてしまうと，その治療は極めて困難である．

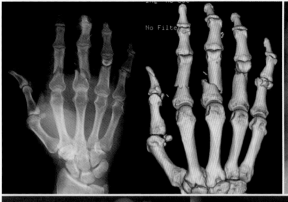
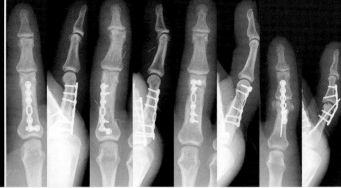
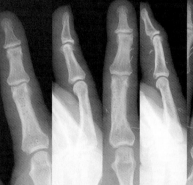
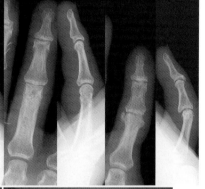
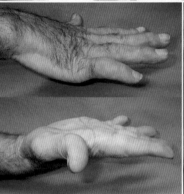
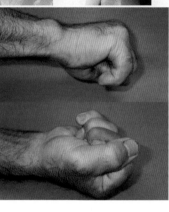

a	b
c	
d	

図 18.
症例 2：複数指基節骨多発骨折例
　a：受傷時 X 線像および CT
　　　示指中指は骨幹部，環指は頚
　　　部，小指は骨頭骨折
　b：術後 X 線像
　　　左から示指・中指・環指・小指.
　　　小指は PIP 関節を跨いだ創内固
　　　定となっている.
　c：術後 6 か月抜釘後の X 線像
　　　同じく左から示指・中指・環
　　　指・小指. 骨癒合は良好である.
　d：術後 8 か月時の可動域
　　　関節内骨折であった小指 PIP 関
　　　節に拘縮が残存したが，他指の
　　　可動域は良好である.

症例 2：多発骨折例（図 18）

　63 歳，男性. 自動車部品工場の機械に右手を挟まれて受傷した. 単純 X 線像では，示指中指は基節骨骨幹部骨折，環指は基節骨頚部骨折，小指は基節骨骨頭骨折であった. 腱断裂はなかったが，開放骨折であったため，即日内固定を施行した. 示指中指は VA ロッキングハンドシステム 1.5 mm プレートを，環指は同システム 1.3 mm プレートを用いて内固定した. 小指はスクリュー刺入が困難な骨頭骨折であったため，鋼線固定と PIP 関節を跨いだ創内固定術（1.5 mm プレート）を行った. 術後 3 日目から可動域訓練を行い，術後 3 か月で小指の鋼線およびプレートを抜去，術後 6 か月で示指中指環指のプレートを抜去した. 術後 8 か月の最終診察時には，小指の拘縮が残存しているものの関節面は関節症性変化なく保たれており，示指中指環指は可動域制限なく，良好な機能が獲得でき，原職に復帰した.

　多発骨折の治療では，1 か所でも固定性に不安が残れば，他部位の訓練に悪影響が生じ得る. 全ての骨折にできるだけ強固な内固定を施し，早期訓練を行うことでより良い機能獲得を目指すとよい.

まとめ

　指節骨骨折および中手骨骨折の治療における選択肢は，鋼線固定法だけでは不十分である．スクリューやプレートを駆使し，早期訓練に耐え得る内固定法を施さねばならない．プレートの使用法も，単純な架橋プレートだけでは十分ではない．中和プレート，フックプレートやバットレスプレート，創内固定といった使用法から適切な方法を選択し施行すべきである．

参考文献

1) Day, C. S. : Fracture of the Metacarpals and Phalanges. Green's Operative Hand Surgery. Vol 1. 7th ed. Wolfe, S. W., et al., ed. 13613-13619, Elsevier Churchill Livingstone, Philadelphia, 2017.
　Summary　手外科医必携の教科書．
2) Swanson, A. B. : Fractures involving the digits of the hand. Orthop Clin North Am. 1 : 261-274, 1970.
3) Jablecki, J., et al. : Tests for evaluating various methods of bone fixation in digital replantation. Chir Narzadow Ruchu Orto Pol. 65 : 619-626, 2000.
4) Whitney, T. M., et al. : Clinical results of bony fixation methods in digital replantation. J Hand Surg Am. 15 : 328-334, 1990.
5) Cheng, H. S., et al. : Comparison of methods of skeletal fixation for severely injured digits. Hand Surg. 9 : 63-69, 2004.
6) Pauwels, F. : Surprising success with the use of a traction binding in patellar fracture. Langenbecks Arch Chir. 316 : 221-224, 1966.
7) Pauwels, F. : Biomechanical principles of the treatment of fractures. Scalpel(Brux). 111 : 1137-1142, 1958.
8) Scheker, L. R. : A technique to facilitate drilling and passing intraosseous wiring in the hand. J Hand Surg Am. 7 : 629-630, 1982.
9) 石黒　隆ほか：骨片を伴ったmallet fingerに対する closed reduction の新法．日手会誌．5 : 444-447, 1988.
　Summary　マレット骨折の標準的治療法となった石黒法の原著論文．
10) Teoh, L. C., et al. : Mallet fractures : A novel approach to internal fixation using a hook plate. J Hand Surg Br. 32 : 24-32, 2007.
　Summary　マレット骨折に対するフックプレート固定の初の報告．
11) 神田俊浩ほか：骨性マレット指に対するフックプレート固定法の治療成績．日手会誌．31 : 222-224, 2014.
12) Robertson, R. C., et al. : Treatment of fracture-dislocation of the interphalangeal joints of the hand. J Bone Joint Surg Am. 28 : 68-70, 1946.
　Summary　PIP関節脱臼骨折に対する3方向牽引整復法．
13) McElfresh, E. C., et al. : Management of fracture-dislocation of the proximal interphalangeal joints by extension-block splinting. J Bone Joint Surg Am. 54 : 1705-1711, 1972.
14) Viegas, S. F. : Extension block pinning for proximal interphalangeal joint fracture dislocations. J Hand Surg Am. 17 : 896-901, 1992.
15) 神田俊浩ほか：PIP 関節背側脱臼骨折に対する掌側プレート固定術．日手会誌．28 : 33-36, 2011.
16) 鈴木歩実ほか：中節骨基部PIP 関節内骨折およびPIP 関節背側脱臼骨折に対する掌側プレート固定術．日手会誌．34 : 110-113, 2017.
17) 神田俊浩ほか：切断指再接着術後の骨癒合の検討．日手会誌．33 : 760-763, 2017.
18) 吉水隆貴ほか：Locking Plate を用いた中手骨骨折の治療成績．日手会誌．34 : 382-386, 2017.
19) 神田俊浩ほか：Locking Plate を用いた中手骨頸部骨折の治療．新潟整形研会誌．24 : 23-26, 2008.
20) Foucher, G. : "Bouquet"osteosynthesis in metacarpal neck fractures : a series of 66 patients. J Hand Surg Am. 20 : S86-S90, 1995.
　Summary　中手骨頸部骨折に対する髄内鋼線固定法として有名な"Foucher 法"を記した論文．
21) Wagner, C. J. : Method of treatment of Bennett's fracture dislocation. Am J Surg. 80 : 230-231, 1950.
22) 向田雅司ほか：第1中手骨基部骨折に対するロッキングプレート固定による治療の検討．日手会誌．31 : 656-660, 2015.

PEPARS No.169：62-72, 2021

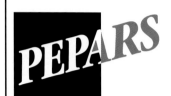

◆特集／苦手を克服する手外科

薬物療法を克服する
—手外科に必要な薬のすべて—

上原　浩介*

Key Words：薬物（drug），疼痛（pain），抗生剤（antibiotics），幻肢痛（phantom pain），注射（injection），漢方（herbal medicine），妊婦（pregnant woman）

Abstract　　手外科に必要な薬物療法について述べた．疼痛治療の代表的薬剤，疾患別薬剤（変形性指関節症，結晶誘発性腱炎・関節炎，複合性局所疼痛症候群，幻肢痛）を概説した．循環改善薬は血管吻合後，小指球ハンマー症候群，レイノー症状に関して記載した．抗菌薬は予防抗菌剤投与，骨髄炎や化膿性関節炎，化膿性屈筋腱腱鞘炎，犬・猫咬創，非結核性抗酸菌症について触れた．その他に注射療法（腱鞘内注射，関節内注射，コラゲナーゼ注射），関節リウマチ患者の周術期の休薬・ステロイドカバー，手外科領域に使用可能な漢方薬，妊婦・授乳婦への投薬について述べた．

はじめに

　手外科に必要な薬物療法について，疼痛，循環障害，予防的投与を含めた抗菌薬，注射療法（腱鞘内注射，関節内注射，コラゲナーゼ注射），関節リウマチ患者の周術期の休薬・ステロイドカバーについて解説する．手外科領域に使用可能な漢方薬，妊婦・授乳婦への投薬についても述べた．

疼　痛

　疼痛には侵害受容性疼痛（運動器疼痛），神経障害性疼痛，心因性疼痛があり，各々が併存していることが少なくない．3か月を超えて続く疼痛を慢性疼痛とする．慢性疼痛治療ガイドライン，非がん性慢性［疼］痛に対するオピオイド鎮痛薬処方ガイドライン，神経障害性疼痛薬物療法ガイドラインなどが参考になる[1~3]．

---

* Kosuke UEHARA, 〒113-8655　東京都文京区本郷7-3-1　東京大学医学部整形外科，助教

1．疼痛治療の代表的薬剤
A．非ステロイド性抗炎症薬（NSAIDs）

　急性期の侵害受容性疼痛に有効である．慢性疼痛においては，侵害受容性には有効であるが，神経障害性に対しては有効性を示す質の高いエビデンスはない．気管支喘息の既往がある患者ではアスピリン喘息を避けるためにチアラミド塩酸塩を投与する．胃潰瘍・十二指腸潰瘍の予防には，H_2ブロッカー，プロトンポンプ阻害剤もしくはミソプロストール（サイトテック®）の併用が必要である．

　胃潰瘍後：筆者は胃潰瘍の既往がある患者にはアセトアミノフェン（カロナール®），もしくはトラマドール塩酸塩・アセトアミノフェン配合剤（トラムセット®）錠を選択している．石灰沈着性の病態で抗炎症作用が求められる場合には，セレコキシブ（セレコックス®）にプロトンポンプ阻害剤を併用し，投与している．

B．アセトアミノフェン

　NSAIDsの副作用が問題になる場合に使用する．高用量で肝機能障害を生じるため注意する．

侵害受容性疼痛における有用性が低いことが近年のシステマティックレビューで明らかになり，位置づけの見直しを求める声がある．しかしながら，その安全性から，急性・慢性疼痛の治療薬としてはNSAIDsと並び，第1選択薬となっている．

C．ワクシニアウイルス接種家兎炎症皮膚抽出液（ノイロトロピン）

慢性侵害受容性，神経障害性疼痛に有効との報告があり，慢性疼痛ガイドラインでは推奨度2B（弱く推奨）となっている．副作用がほぼないため，標準的な治療に反応しない場合に使用を検討してもよい．

D．ガバペンチン（ガバペン®），プレガバリン（リリカ）

神経障害性疼痛に対して，以下に述べるデュロキセチン，三環系抗うつ薬とともに第1選択薬として推奨されている．

E．デュロキセチン（サインバルタ®）

セロトニン・ノルアドレナリン再取り込み阻害剤であり，下行性疼痛抑制系を賦活することで疼痛を軽減する．神経障害性疼痛，変形性関節症に有効であるとするエビデンスがある．

F．アミトリプチン（トリプタノール®）

神経障害性疼痛における number needed to treat が3.6と他剤と比較して最も低く有効性が高い．高齢者では75 mgで転倒が増え，300 mg以上で心臓由来の突然死が増えるとの報告がある．

G．トラマドール塩酸塩・アセトアミノフェン配合剤錠

慢性疼痛においては侵害受容性，神経障害性疼痛ともに有効であり，エビデンスレベル1B（使用が強く推奨される）．トラマドールはμオピオイド受容体のアゴニストとしての作用と，セロトニン・ノルアドレナリンの再取り込み阻害作用とを併せ持ち，下行性疼痛抑制系を賦活化する．神経障害性疼痛の治療薬としては第2選択薬の位置づけである．デュロキセチンとの併用ではセロトニン症候群が生じやすくなるので注意すべきである．トラマドールは呼吸抑制による死亡の報告が

あり，12歳未満の小児への投与は禁忌である．

H．ブプレノルフィン貼付薬（ノルスパンテープ®）

運動器疾患において高い鎮痛効果を有する貼付剤で，7日ごとに貼り替える．手外科疾患においては，変形性関節症に起因する慢性疼痛のみに保険適用がある．60%の症例に悪心・嘔吐が出現するが，高齢者でも呼吸抑制などの重篤な副作用は少なく，長期投与の安全性・有効性が確認されている．

2．疾患別
A．変形性指関節症

薬物療法としては，NSAIDsの外用が第1選択である．手指変形性関節症において，NSAIDsの外用と内服は効果が同等，副作用は後者で多いことが明らかにされている[4]．皮疹があればNSAIDsの内服を検討するが，副作用に注意が必要である．胃腸障害がある場合にはアセトアミノフェンを用いるが，現時点で，プラセボに対するアセトアミノフェンの優位性を示した質の高い研究はない．

NSAIDsにコルヒチン（コルヒチン®）を併用し，症状の改善に有効であったとする報告があり，コントロール不良の場合には検討してもよい[5]．

疼痛緩和にステロイド，ヒアルロン酸ナトリウム（アルツ®，スベニール®）の関節内注射が有効とされるが，ヒアルロン酸ナトリウムの手指への注射は本邦では保険適用外である．

B．結晶誘発性腱炎・関節炎

発赤を伴う疼痛が急激に出現した場合に疑う．抗炎症作用が強めのNSAIDs（ロキソプロフェンナトリウム（ロキソニン®），ジクロフェナクナトリウム（ボルタレン®））などを投与，改善が乏しければデキサメタゾン（デカドロン®）などの非懸濁性のステロイド注射を考慮する．NSAIDsが使用できない痛風患者にはコルヒチンを，偽痛風患者にはステロイドの内服を処方することがある．

C．複合性局所疼痛症候群（CRPS；Complex Regional Pain Syndrome）

軽度以上の組織損傷もしくは不動を契機として発症し，慢性疼痛，皮膚温異常，発汗異常，浮腫，運動機能の低下などを伴う症候群である．薬物療法としては内服，ブロック注射が挙げられる．

トラマドール（トラマール®）：μオピオイド受容体に作用する．

アセトアミノフェン：中枢神経系で一酸化窒素経路を阻害し，脊髄のセロトニン受容体に作用することで鎮痛効果を得るとされる．

プレガバリン：電位依存性 Ca チャネル $\alpha_2-\delta$ サブユニットに高い親和性で結合し，神経前シナプスにおける Ca イオンの流入を低下させ，グルタミン酸，サブスタンス P などの神経伝達物質放出を抑制することで鎮痛作用を発揮する．

ワクシニアウイルス接種家兎炎症皮膚抽出液：中枢性鎮痛機構モノアミン作動性加工性疼痛抑制系の活性化が末梢からの痛みを抑制する．

D．幻肢痛

四肢切断後，失われた部位が存在するように感じる錯覚を幻肢，幻肢に感じる痛みを幻肢痛と呼ぶ．幻肢痛は四肢切断患者のうち，50〜80％に発生するとされている．一次体性感覚野における大脳皮質機能的再構築，具体的には切断部位の皮質領域の縮小，隣接領域の拡大が幻肢痛の維持に関連するとされてきた．しかしながら，2013 年の Makin らの報告を皮切りに，これを否定する報告があり，一致した見解がない状態である[6]．いずれにしても，欠損部にあたる皮質領域の異常活動に対するアプローチを行う．

治療としては，薬物療法，鏡療法，物理刺激，VR（virtual reality）を用いた方法が試みられているが，ここでは薬物療法に関して述べる[7]．

ガバペンチン：複数の RCT で有効性が示されている（エビデンスレベル 2）．

プレガバリン：下肢切断 24 例の二重盲検クロスオーバー試験の結果，有意差はないが，プラセボに比して疼痛軽減効果が大きい傾向にあった．

デュロキセチン：有効であったとのケースシリーズはあるが，質の高いエビデンスはない．

ケタミン（ケタラール®），**モルヒネ（モルヒネ塩酸塩®）**は幻肢痛に対して，高い有効性が報告されている（エビデンスレベル 2）が，リスクとベネフィットを考慮する必要がある．

切断術前，切断直後の介入（持続ブロックなど）の試みがなされており，術前 24 時間前のブピバカイン（マーカイン®）＋モルヒネ硬膜外投与が 1 年後の幻肢痛発生を抑えたとの報告がある．一方で，術 18 時間前からブピバカイン＋モルヒネ硬膜外投与を行ったもののその後の疼痛やオピオイド消費量は変わらなかったとの報告もある．今後さらなる報告に期待したい．

循環障害

1．血管吻合後

確立されたプロトコールはなく，質の高いエビデンスが少ない[8)9)]．

A．ヘパリン（ヘパリンナトリウム®）投与

アンチトロンビンと結合することで，その凝固活性を数千倍に高める．効果には個人差が大きく，出血状態や血液性状，APTT（受傷時の 1.5 倍）を参考に投与量の調節が必要である．動脈血栓，静脈血栓ともに用いられる．手術終了後は 1 日あたり 8,000〜10,000 単位から持続静注を始め，皮下注射に切り替えている．ヘパリンが結合するアンチトロンビン量には個人差があるため，投与量は APTT 値を参考にしつつ，局所の観察所見に応じて調整する．

B．低分子ヘパリン（フラグミン®）

第 X 因子阻害作用はヘパリンと同等だが，トロンビンと結合できない．そのため，静脈血栓に対しては少ない副作用でヘパリンと同等の効果が期待されるが，動脈血栓への効果は報告により異なる．

C．低分子デキストラン

赤血球・血小板・血管内皮に結合し，赤血球の凝集，血小板の接着力を低下させる．α_2 アンチプ

ラスミンを阻害することで，プラスミノーゲンアクチベーターとして血栓融解に寄与する．また，浸透圧を高め血管内容積を増し，血流を改善する作用がある．経静脈投与と経動脈投与の有効性は変わらないとされている．アナフィラキシーショックや，冠動脈疾患のある患者における体液量増加に注意する必要がある．筆者は副作用を懸念して使用していないが，術後24時間20 ml/hr持続静注や，術後の輸液の1本(500 ml)として投与する方法がある．

D．低用量アスピリン(バイアスピリン®)

吻合部での血栓形成を抑制する．術中の出血を増し，再手術率を高める可能性，胃腸障害や腎機能障害をきたす可能性がある．高用量では血管内皮のプロスタサイクリン合成を抑制し，逆に抗血小板作用が減弱する．

E．プロスタグランディン E₁ 製剤　アルプロスタジル(パルクス®，リプル®)

血管攣縮の予防，改善に有効であるとの報告が多数ある．持続静注後の急激な中止はリバウンドを生じる可能性があるため，段階的な減量を経て中止するのがよい．我々はリポプロスタグランディン E₁(10 μg 1日1回3日間)投与としている．血小板凝集抑制作用があり，多発外傷・胃潰瘍の既往がある症例では使用しない．

2．小指球ハンマー症候群

小指球部への反復する鈍的外傷，もしくは1回の外傷により尺骨動脈，その分枝に血行障害をきたす症候群を指す．急激に発症し，阻血による痛みを訴える症例にはプロスタグランディン製剤の静脈投与を行う．腕神経叢ブロックによる疼痛制御，血管拡張を図りつつ検査を行い，治療方針を決める．慢性の循環障害に対しては，以下の薬剤による保存療法が選択肢に挙がる．寒冷期にのみ処方することもある．いたずらに保存療法を継続するのではなく，適切なタイミングで血行再建術を検討することは念頭に置くべきであろう．

血小板凝集抑制薬：チクロピジン(パナルジン®)，シロスタゾール(プレタール®)，サルポグレラート(アンプラーグ®)

末梢血管拡張薬：リマプロスト(オパルモン®，プロレナール®)，プロスタグランディン E₁

抗凝固薬：アルガトロバン(アルガトロバン®)

3．レイノー現象

寒冷刺激などにより，発作性に手指の小動脈が攣縮し，数分～数十分の間に蒼白，紫，赤色と指の色調が順に変化する現象であり，痛みやしびれを伴うことが多い．薬物治療に関しては，明確な治療指針は確立されていない．

ジヒドロピリジン系カルシウム拮抗薬：1次性レイノー現象患者のメタ解析，全身性強皮症の2次性レイノー現象患者のメタ解析，Cochrane review において発作回数の減少効果が報告されている．

NO 外用剤，ホスホジエステラーゼ5阻害剤：1次性，2次性ともに発作回数の減少，症状改善が報告されている．

プロスタサイクリン製剤：経静脈的投与で，2次性レイノー現象患者の発作回数現象，手指潰瘍に有用であったとする報告がある．経口製剤には効果を示した報告がない．

抗菌薬

1．予防抗菌剤投与

術後感染予防抗菌薬適正使用のための実践ガイドライン(2016年)が参考になる[10]．周術期の予防的抗菌剤投与においては，手術部位の常在細菌叢である黄色ブドウ球菌や表皮ブドウ球菌をはじめとするコアグラーゼ陰性ブドウ球菌に活性を有する薬剤を選択する必要があり，第一選択はセファゾリン(セファメジン®)である．βラクタムアレルギーがある場合，バンコマイシン(バンコマイシン®)，クリンダマイシン(ダラシン®)などを用いる．また，MRSA 保菌者，手術する部位から MRSA が検出されている場合にはバンコマイシンの併用を検討する．バンコマイシンは感受性黄色ブドウ球菌(MSSA)への抗菌力が弱く，かえって MSSA 感染のリスクを増すため単剤投与は避

けるべきである(アレルギーがあるためにバンコマイシンを用いる場合には単剤投与とする).

原則として皮膚切開の1時間以内(バンコマイシンは2時間以内)の投与が推奨されている.駆血帯使用中には抗菌薬が駆血部以遠に移行しなくなるため,ターニケット加圧の5〜10分前の投与が望ましい.長時間の手術における再投与のタイミングはかつて半減期の1.5倍とされていたが,2017年のCDCガイドラインでは,再投与のタイミングに関するエビデンスは不足しているとの記載にとどまっている.セファゾリン(半減期約2.5時間)は3〜4時間ごとに投与を行うが,腎機能や投与回数などにより,適宜調整するのがよい.投与期間は24時間以内が推奨されているが,強いエビデンスがあるわけではない.耐性菌の感染リスクがあるため経口抗菌薬を含めて48時間以内にとどめるべきとされている.

MRSA保菌者には,術前にムピロシン(バクトロバン®)軟膏鼻腔塗布,クロルヘキシジングルコン酸塩の手術部位の消毒を行う.

2.骨髄炎,化膿性関節炎,化膿性屈筋腱腱鞘炎

抗生剤の投与期間に関して,細菌の種類,患者背景によるが,骨髄炎では6週以上,化膿性関節炎・化膿性屈筋腱腱鞘炎では約3週,その他の軟部組織感染では1〜3週の抗菌薬投与が必要であり,短期間で中止すると再発する恐れがある.抗菌薬のempiricalな治療は培養検体採取後とし,培養結果が明らかになるまでは患者背景,受傷した場所など種々の要因を考慮して薬剤を選択する.薬剤の投与期間は血液沈降速度など炎症マーカーの値,臨床所見を参考に決定する.手指の化膿性関節炎は下肢などの大関節に生じた場合と比較し,治療期間が短くて済むといった報告が散見される.内服に切り替えるタイミングは早いものでは数日との報告もあるが,通常は2週程度の経静脈投与の後に2〜4週の内服を追加することが多い.当院では起因菌がMRSAの場合には3〜4週の経静脈投与を行う場合もある.骨髄炎の内服

への切り替えのタイミングにはコンセンサスはないと考えている.臨床所見によるが抗生剤内服は通常3か月程度,時に半年以上継続することもある.

3.犬・猫咬傷(パスツレラ症)

P. multocida による感染が有名である.予防投与の有効性には否定的な報告もあるが,猫咬傷では67%で感染が成立することがわかっており,アモキシシリン/クラブラン酸(オーグメンチン®)250 mg/125 mgを予防的に投与するCochrane databaseの推奨量(アモキシシリン/クラブラン酸875 mg/125 mg 12時間ごと5日間)に合わせて,アモキシシリン(サワシリン®)の追加処方をすすめる考えもある.

4.非結核性抗酸菌感染

手指では *M. marinum*, *M. intracellular* が多い.培養は低温培養で120日まで継続するべきである.我々は培養結果が出る前のempiricalな治療は行っていないが,起因菌が同定されない場合でも,類上皮肉芽腫の所見があり,非結核性抗酸菌感染を強く疑う場合には治療を開始すべきとの考えもある.抗菌薬として,イソニアジド(イスコチン®),リファンピシン(リファジン®),エタンブトール(エブトール®),ストレプトマイシン(硫酸ストレプトマイシン),ミノサイクリン(ミノマイシン®),クラリスロマイシン(クラリス®),レボフロキサシン(クラビット®)などが挙げられるが,検出された抗酸菌の種類・感受性をみて決めるのが通常である.ストレプトマイシンを投与する前には耳鼻科受診,エタンブトールを処方する前には眼科受診を勧めている.*M. marinum* にはイソニアジドが無効との報告がある.クラリスロマイシンは単剤で有効との報告があるが,通常は単剤投与による耐性獲得を懸念し,多剤併用とする.投薬期間に関しては一定の見解はないが,我々は原則100日以上とし,臨床所見を参考に中止の時期を決定している.具体的には感染部位と範囲,菌種,感受性,患者背景に応じて薬剤を選択する.自験例では *M. intracellular* 腱鞘炎においては,

表 1. 腱鞘内注射の正確性. 実際はどこに入っていたか?

	腱鞘内	腱鞘内＋外	腱鞘外	腱内
超音波あり	70%	30%	0%	0%
超音波なし	15%	25%	30%	30%

(参考文献 12 より引用)

感受性があれば，クラリス錠 200 mg® 4 錠 2X，エブトール 125 mg 錠® 5T1X，リファジンカプセル 150 mg® 3 錠 1X を菌陰転化から 12〜15 か月，もしくは臨床症状を評価しつつ 15〜18 か月投与，再発時には聴覚障害に気を付けつつ，硫酸ストレプトマイシン®0.5 g X 1 週 3 回投与を追加するなどして治療，M. kansasii 腱鞘炎においては，イスコチン錠 100 mg® 2 錠 1X，エブトール 125 mg 錠® 5T1X，リファジンカプセル 150 mg® 3 錠 1X，ピドキサール錠 10 mg® 2 錠 1X(イスコチン錠によるビタミン B_6 欠乏予防)を臨床所見を評価しつつ 18 か月投与し，治癒し得た. M. marinum の症例ではクラリス錠 200 mg® 4 錠 2X，エブトール 125 mg 錠® 12T2X，骨髄炎や深部組織に感染が及んでいる症例ではリファジンカプセル 150 mg® 4 錠 1X 追加処方とした. 抗菌剤は症状消失後 1〜2 か月継続，典型的には 3〜4 か月の投与となる.

5. 破傷風

年間 30〜50 人の発症が報告されており，致命率は約 30% と高い. 11〜13 歳までに破傷風トキソイドを規定回数接種している場合，きれいで小さな傷であれば最終接種が 10 年以内，それ以外の傷であれば 5 年以内の場合に追加接種不要，破傷風トキソイドを規定回数接種していない場合，最終接種からの期間が前述の年数を超えている場合にはきれいで小さな傷であれば破傷風トキソイド 3 回接種，それ以外の傷であれば破傷風トキソイド接種＋テタノブリン筋注用 250 単位の投与を行う. 1967 年以前出生の患者は基礎免疫がないため，3 回接種が必要である. 3 回接種後は 10 年に 1 回の追加接種でよいとされる.

ブロック注射

トリアムシノロンアセトニド(ケナコルト®)はプレドニンの 10 倍以上の抗炎症作用を有しており，有効濃度が持続する期間が長いため，手外科のブロックでよく用いられる. トリアムシノロンアセトニドは 1 週間で 17% が尿に排泄され，3 週で有効濃度が消失するとされている.

ステロイド注射により，結晶誘発性関節炎や腱炎をきたすことがある. ステロイド関節症(ステロイド投与により，関節軟骨の摩耗が急速に進行する)や，母指 CM 関節においては短期間に注射を繰り返すと完全脱臼する例が，上腕骨外側上顆炎においては後外側回旋不安定症を生じる例があることは知っておくべきである.

1. 腱鞘内注射

4 つの無作為前向き試験では，ステロイド注射による治癒率は 1 年後で平均 56% であった. 再発時期は平均 4〜6 か月とされ，複数回の注射は腱断裂を生じる可能性がある. 糖尿病，若年，多数指罹患，手指以外の上肢腱付着部炎合併例は再発リスクが高く，これらの症例では漫然と注射を繰り返すのは避けるべきかもしれない. Taras らは腱鞘外への注射でも有効であったと報告している[11]. 薬液の量が多い，アウトカム評価が poor，後ろ向き研究であるなどの問題点があったが，その後の超音波を用いた追試でも同様に腱鞘外注射でも疼痛や弾発現象，腱鞘の肥厚が改善するとのことであった. 超音波を用いない場合，誤って腱内に注入する率が 30%(表 1)あることを考えると，腱鞘内注射にはこだわらなくてもよいのかもしれない[12].

トリアムシノロンアセトニドの量に関しては，2 mg では再発までの期間が短く，再発率が高かったとの報告があり，20 mg では 1 回で腱断裂をきたした報告があることから，5〜10 mg が妥当と考えている. 注射を打つ頻度や回数が多いと腱断裂や腱鞘断裂が生じ得る. 注射間隔を 3 か月以上はあけるべきとの報告がある. 同じ指の注射回数は 2〜3 回までとしている手外科医は少なくないが，期間をあければ問題がない可能性もあり，この点に関しては結論が出ていない.

注射の方法に関しては，A1 pulley の掌側に近位から 45°の角度で注射する方法と，基節骨橈側中央から一旦針先を基節骨に当てたのちに近位掌側へ向けて刺入し，腱鞘内に注射する midlateral approach がある．後者は痛みがより少ないとされている．27 G 針は弱い力でも注入可能なため，腱実質内に注入してしまう可能性があり注意が必要である．

2．関節内注射

超音波ガイド下では 83％が，超音波非使用では 66％が正しく関節内に注射されていたという報告があり，超音波使用が望ましい．

3．伝達麻酔

エピネフリンを入れると効果発現は変わらず，持続時間が 1.3～2 倍に長くなる．エピネフリン入り局所麻酔剤の指への使用は，現時点では添付文書上禁忌となっている．

ロピバカインには心毒性があり，心停止もしくは心室細動を生じた複数の報告がある．血管内への誤注入がリスクではないかと言われており，薬液注入前に back flow がないことをしっかり確認すべきである．

薬剤を混ぜることの是非に関しては議論のあるところである．即効性のあるキシロカイン，持続性のあるアナペインを混ぜても，キシロカインが薄まり即効性がなくなるため，アナペイン単剤投与とすべきとの麻酔科医の意見がある．一方で，混合を支持する麻酔科医もおり，混合することで，麻酔の効果発現が早まったという二重盲検比較試験の結果もある．混合した場合には後述する上限量に関して注意が必要である．

超音波を使用しない場合，手関節部での正中神経ブロックにおいては薬液のトータル量が 2 ml 程度だと神経に届かないことが少なくない．筆者は 1％リドカイン（キシロカイン®）3 ml＋トリアムシノロンアセトニド 10 mg を投与している．近年，生理食塩水注入によるハイドロリリースの有用性も報告されており，その点からも薬液は多い方がよいと考えている．

4．局所麻酔薬中毒

局麻中毒の徴候・症状は大きく中枢神経系と新血管系に分かれる．

A．中枢神経系症状

初　期：大脳皮質の抑制系遮断に伴う刺激症状．舌・口唇のしびれ，金属様の味覚，多弁，呂律困難，視力・聴力障害，興奮，痙攣など

その後：興奮経路遮断に伴う抑制症状．譫妄，意識消失，呼吸停止など

B．心血管系症状

初　期：（神経刺激症状に伴い）高血圧，頻脈，心室性期外収縮

その後：（神経抑制症状に伴い）洞性徐脈，伝導障害，低血圧，循環虚脱，心静止

血管内への直接注入：神経症候なしで循環虚脱が生じる．

C．局麻中毒発症までの時間

投与後 50 秒以内　～50％

投与後 5 分以内　～75％

投与後 15 分以上経過し発症することがあり，大量使用時は少なくとも 30 分間の観察が必要

D．局麻中毒の治療

① 局所麻酔薬の投与を中止

② 応援の要請

③ 気道確保，100％酸素投与

　必要時：気管挿管，人工呼吸

④ 痙攣の治療

①→④ の順で行う．

⑤ 重度の低血圧や不整脈を伴う場合には 20％脂肪乳剤を投与する．

E．リドカイン，ロピバカイン（アナペイン®）の上限量（表 2，3）

我々は 1％リドカイン，0.75％ロピバカインともに上限量を「体重×0.4 ml」と決めている．安全かつ実務上も簡便に使用可能と考えている．異なる局所麻酔薬を混合した場合の上限量はよくわかっていないため，注意が必要である．

表 2. リドカインの上限量

	アメリカ	ヨーロッパ	日本	WHO 推奨
総量(mg)	350	200	200	250
体重あたり(mg/kg)	5	3	記載なし	4

表 3. ロピバカインの上限量

	アメリカ	ヨーロッパ	日本	WHO 推奨
総量(mg)	200	300	300	記載なし
体重あたり(mg/kg)	3	3	記載なし	記載なし

関節リウマチ(周術期の休薬，ステロイドカバー)

関節リウマチの治療薬：総合的疾患活動性指標である DAS28 や SDAI の数値を目標に治療戦略を立てる．鎮痛剤，ステロイドに加えて，MTX(メソトレキセート)をはじめとする従来型合成リウマチ薬(csDMARDs：conventional synthetic disease modifying anti-rheumatic drug)，生物学的製剤(bDMARDs：biological DMARDs)，ヤヌスキナーゼ阻害薬(tsDMARDs：targeted synthetic DMARDs)など，使用可能な選択肢が増えた．ここでは周術期の休薬とステロイドカバーについて概説する．

1．周術期の休薬

2016 年版ガイドラインでは，MTX は継続投与可能となっている．周術期の脱水に伴う血中濃度上昇を懸念し，MTX 内服予定日が術前日・当日の場合には内服スキップとしている．MTX 週12 mg 以上投与例においては，個々の症例のリスク・ベネフィットを考慮して判断する．

生物学的製剤，JAK 阻害剤に関しては，投与間隔分の休薬期間を設け，創治癒後に再開する：エタネルセプト(エンブレル®)1 週，インフリキシマブ(レミケード®)4 週，アダリムマブ(ヒュミラ®)2 週，セルトリズマブ・ペゴル(シムジア®)2 週もしくは4 週，ゴリムマブ(シンポニー®)4 週，トシリズマブ(アクテムラ®)4 週，アバタセプト(オレンシア®)1 週もしくは4 週，tsDMARDs 1 週休薬．

タクロリムス(プログラフ®)は術前後2 日中止する．術後の創治癒遅延，感染，周術期の脱水に伴う血中濃度上昇を嫌ってのことであるが，休薬により関節リウマチの病状が悪化する可能性もあり，個別の臨床判断を要する．

2．ステロイドカバー

手術・外傷などの侵襲により，内因性の副腎皮質ホルモンが分泌される．多いとコルチゾール300 mg/日分泌されるとの報告があるが，ステロイド使用歴のある患者では副腎皮質抑制状態になっていることがあり，輸液や昇圧剤への反応が不十分になることがある．そのような状態を防ぐために，以下の患者にはステロイドカバーを行う．

①1 週間以上ステロイドを投与されている症例

②過去6 か月以内に，1 か月以上ステロイド投与を受けた症例

③6 か月以内にヒドロコルチゾン1 g 相当以上のステロイド投与を受けた症例

④アジソン病，両側副腎摘出，下垂体摘出，ACTH 刺激試験で副腎機能低下がある症例

ステロイドカバーにはヒドロコルチゾン(コートリル®)を用いる．手術侵襲により適宜投与期間を調整する．短時間の手外科手術の場合，ステロイドを常用している場合には朝に常用のステロイドを少量の水で内服した上で，術前，麻酔開始後2 時間の2 回のみヒドロコルチゾン100 mg の投与としていることが多い．長時間の手術，侵襲が大きな手術においては，術前夜，術前，麻酔開始後2 時間100 mg，術後6 時間ごと50 mg，翌日は50 mg×4 回とし，1 週間以上かけて投与量・回数を漸減していく方法がある．我々は中〜小手術では，プレドニゾロン換算5 mg 以下の内服例では

術当日朝にヒドロコルチゾン 100 mg，5 mg より多い場合には術当日朝ヒドロコルチゾン 100 mg，術当日夕ヒドロコルチゾン 100 mg としている．

漢　方

漢方医学の起源は中国医学にあるが，日本独自の発展を遂げている．基本的には西洋医学に基づいた治療を行い，効果不十分であったり副作用が問題になる場合に漢方の使用を検討するのが 1 案である．

いくつかの生薬を決まった割合で組み合わせたものが漢方薬であり，医療機関では漢方製剤の形で処方することになる．上述したように，1 つの漢方薬が複数の生薬から構成されているため，複数の漢方薬を併用すると，オーバーラップした生薬による副反応が出る可能性がある．甘草（カンゾウ）は偽性アルドステロン症（低 K 血症，血圧上昇，浮腫など）が，トリカブトの根茎を加工処理して得られる附子（ブシ）は口の周り・舌のしびれ，のぼせ，動悸が，麻黄（マオウ）は不眠，不整脈，血圧上昇，尿閉などが主に知られている副反応である．

効果判定を行わずに漫然と使用することは控えるべきである．薬剤にもよるが，一般的には 2〜4 週程度で症状に変化が見られなければ，処方の継続を見直すべきであろう．

- 寒い環境・季節で症状が増悪する“寒証”に伴う慢性疼痛では，附子や乾姜，麻黄，呉茱萸などの生薬が入った漢方薬で温めると有効なことがある．例えば，当帰四逆加呉茱萸生姜湯（トウキシギャクカゴシュユショウキョウトウ）を用いた治療で，有効率が 42％であったとの報告がある．レイノー現象に有効であったとの報告もある．冷えを伴う場合には桂枝加朮附湯（ケイシカジュツブトウ）も用いられる．
- 天気や台風の影響で痛み，しびれが増悪する場合，めまいや浮腫がある場合は“水滞”と捉えて五苓散（ゴレイサン）を使用すると有効なことがある．
- 肌荒れ，唇・舌が暗赤色を帯びている，更年期症状を呈する疼痛は“瘀血”という状態の可能性

があり，駆瘀血作用を有する桂枝茯苓丸（ケイシブクリョウガン）を投薬する．

1．手外科領域で使用し得る漢方薬

A．芍薬甘草湯（シャクヤクカンゾウトウ）

こむら返りなどに使われるが，上肢の筋の異常収縮に伴う症状にも用いる．即効性があり，5 分程度で効果が発現する．そのため，頓用で用いることが可能である．常用量でも偽性アルドステロン症を生じ得ることは知っておくべきであろう．

B．桂枝加朮附湯（ケイシカジュツブトウ）

冷えて痛むタイプの上肢の神経痛，肩関節周囲炎，関節リウマチに伴う痛みなどに有効な場合がある．

C．葛根湯（カッコントウ）

頸部痛，肩こりに有効な場合がある．4 週間の投与で 48％に有効であったとの報告がある．

D．牛車腎気丸（ゴシャジンキガン）

化学療法による末梢神経障害を改善する可能性が指摘されている一方で，慢性期の症状を強める危険性の指摘もある．動物実験から，NO 産生促進による末梢血流改善作用，細胞膜受容体，κ オピオイド受容体を介して鎮痛効果，しびれ軽減効果が得られる可能性が報告されている．

E．抑肝散（ヨクカンサン）

慢性疼痛に有用な可能性があり，約 60％に有効であったとの報告がある．興奮，焦燥感，過活動などがある場合に良い適応で，不安，抑うつの患者には処方を控える．

F．半夏厚朴湯（ハンゲコウボクトウ）

慢性疼痛に抑うつ，不安を伴う症例に有効な場合があるとされる．

G．治打撲一方（ジダボクイッポウ）

上腕骨外上顆炎，いわゆるテニス肘の痛み，日常生活動作を改善したとする報告や，上肢術後の腫脹を軽減したとの報告がある．

H．大防風湯（ダイボウフウトウ）

ヘバーデン結節に処方したところ，半数程度に何らかの有効性がみられたとのエキスパートオピニオンがある．変形が強い症例には効果が少ないとのことである．

表 4. 授乳中に安全に使用できると考えられる薬

薬効分類	一般名	代表的な商品名
解熱・鎮痛薬	アセトアミノフェン	カロナール®
抗菌薬	アモキシシリン	サワシリン®, パセトシン®
	アンピシリン	ビクシリン®
解熱・鎮痛薬	インドメタシン	インテバン®
	クリンダマイシン	ダラシン®
	セファクロル	ケフラール®
	セファゾリン	セファメジン®
	セフトリアキソン	ロセフィン®
	セレコキシブ	セレコックス®
	バンコマイシン	バンコマイシン®
麻酔薬	リドカイン	キシロカイン®
	ロキソプロフェン	ロキソニン®
	レボフロキサシン	クラビット®

(参考文献 14 より引用)

妊婦・授乳婦への投薬

妊娠中・授乳中の薬物投与は胎児や乳児に薬剤が移行するため注意が必要であり，投薬はリスクとベネフィットを比較してなされるべきである．手外科領域の診療では使用を控える方に流れてしまいがちであるが，母体環境を良好に維持することは胎児の発育にも影響するため，必要な場合には適切に投与するべきである．

1. 妊婦への投薬

服用時期・薬剤の種類・投与量などが影響する，妊娠初期は催奇形性が問題になり，妊娠 12 週以降は胎児毒性が問題になる．

～妊娠 3 週：細胞分裂の段階であり，流産する可能性がある．

妊娠 4 週～10 週：胎児の重要な臓器が形成される時期であり，投薬はどうしても必要なものに限る．

妊娠 10 週～12 週：主要な臓器の形成は終わっているが，催奇形性がある薬剤の使用は控えた方がよい．

妊娠 12 週～：投薬による影響としては胎児毒性（発育遅延，羊水減少）や新生児期の離脱症状が問題となる．妊娠末期の NSAIDs は動脈管早期閉鎖による肺高血圧症，羊水減少などのリスクがあり，避けるべきである．

妊娠中の薬剤使用による胎児への安全性を知ることができる有料データベース REPROTOX, TERIS がある．

ジクロフェナクナトリウム：妊婦への投与は添付文書上は全期で禁忌．妊娠末期で動脈管開存，肺高血圧の事例がある．FDA による危険度分類では妊娠 9 か月，出産間近は禁忌．それ以外ではヒトへの危険性の証拠なしとされる．

ロキソプロフェンナトリウム：妊娠末期の妊婦への投与は添付文書上禁忌．動物実験で胎仔の動脈管収縮・分娩遅延の事例あり．

プレドニゾロン：妊婦への投与は可能であるが，新生児に副腎不全が生じた事例がある．動物実験で催奇形の報告あり．FDA による危険度分類ではヒトへの危険性の証拠なし．

2. 授乳婦への投薬

薬剤の母乳への移行，児への移行が問題となる．本邦の医薬品添付文章においては，母乳への移行がわずかにもかかわらず「授乳を中止すること」「授乳中の投薬は避けること」と記載されている薬剤が多く，使用可能な薬剤はかなり限られることになる．

服薬の可否を判断するのに，母乳中の薬剤濃度/母体血漿中濃度比（milk/plasma ratio）が 1 以下，もしくは相対的乳児薬物投与量（relative infant dose；RID）が 10% 未満という基準がある．

薬剤の投与量が少ない場合には，RIDが10％以上の場合でも児に以降する薬剤の絶対量は多くはない点は念頭に置くべきである．授乳からの薬物の児への移行量は，経胎盤の曝露量よりも少なく，母乳から摂取した薬剤すべてが児の体内に取り込まれるわけではない．

国立成育医療研究センターの「妊娠と薬情報センターWebサイト」[14]には，「授乳中に安全に使用できると考えられる薬」や「授乳中の使用には適さないと考えられる薬」の一覧が掲載されている．手外科診療に関連があるものを抜粋する（表4）．その他のデータベースとして，Drugs and Lactation Database（LactMed）がある[15]．

服薬・授乳のタイミングとしては，鎮痛剤のように作用時間が短く単回投与で用いるものであれば，授乳直後の内服により，次の授乳時に母乳の薬物濃度を低く抑えることは理論上可能である．一方で定時内服の薬剤の血中濃度，母乳中濃度はほぼ一定であると考えられるため，児が欲した時に授乳するのがよい．

おわりに

手外科領域で使われる薬剤に関して述べた．海外では手指変形性関節症に対するDMORD（Disease modifying osteoarthritis drugs）や生物学的製剤のRCTなどがなされており，現在行き詰まっている手外科薬物療法の突破口となり得る．未解決の問題に対応可能な薬剤の登場に期待する一方で，種類が増え続ける薬剤に振り回されることなく，しっかりと使いこなしていきたいところである．

参考文献

1) 慢性疼痛治療ガイドライン作成ワーキンググループ：慢性疼痛治療ガイドライン．真興交易医書出版部，2018.
2) 日本ペインクリニック学会非がん性慢性［疼］痛に対するオピオイド鎮痛薬処方ガイドライン作成ワーキンググループ：非がん性慢性［疼］痛に対するオピオイド鎮痛薬処方ガイドライン．真興交易医書出版部，2017.
3) 日本ペインクリニック学会神経障害性疼痛薬物療法ガイドライン改訂版作成ワーキンググループ：神経障害性疼痛薬物療法ガイドライン．真興交易医書出版部，2016.
4) Kroon, F. P. B., et al.：Efficacy and safety of non-pharmacological, pharmacological and surgical treatment for hand osteoarthritis：a systematic literature review informing the 2018 update of the EULAR recommendations for the management of hand osteoarthritis. RMD Open. 4：e000734, 2018.
5) Das, S. K., et al.：A randomized controlled trial to evaluate the slow-acting symptom-modifying effects of colchicine in osteoarthritis of the knee：a preliminary report. Arthritis Rheum. 47：280-284, 2002.
6) Makin, T. R., et al.：Phantom pain is associated with preserved structure and function in the former hand area. Nat Commun. 4：1570, 2013.
7) McCormick, Z., et al.：Phantom limb pain：a systematic neuroanatomical-based review of pharmacologic treatment. Pain Med. 15：292-305, 2014.
8) Cigna, E., et al.：Postoperative care in finger replantation：our case-load and review of the literature. Eur Rev Med Pharmacol Sci. 19：2552-2561, 2015.
9) Bucley, T., et al.：Anticoagulation Following Digital Replantation. J Hand Surg Am. 36：1374-1376, 2011.
10) 術後感染予防抗菌薬適正使用に関するガイドライン作成委員会：術後感染予防抗菌薬適正使用のための実践ガイドライン．日本化学療法学会，2016.
11) Taras, J. S., et al.：Corticosteroid injections for trigger digits：is intrasheath injection necessary? J Hand Surg Am. 23：717-722, 1998.
12) Lee, D. H., et al.：Sonographically guided tendon sheath injections are more accurate than blind injections：implications for trigger finger treatment. J Ultrasound Med. 30：197-203, 2011.
13) Naam, N. H.：Functional outcome of collagenase injections compared with fasciectomy in treatment of Dupuytren's contracture. Hand (NY). 8：410-416, 2013.
14) 妊娠と薬情報センター．国立成育医療研究センター（http://www.ncchd.go.jp/kusuri/）（2020年9月11日アクセス）
15) LactMed（https://www.ncbi.nlm.nih.gov/books/NBK501922/）（2020年9月11日アクセス）

PEPARS　No.169：73-86，2021

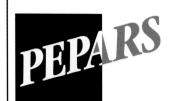

◆特集／苦手を克服する手外科

リハビリテーションを克服する
—OT・PT まかせにしないために—

奥村　修也*

Key Words：手外科(hand surgery)，ハンドセラピィ(hand therapy)，プロトコル(protocol)，運動練習(exercise practice)，スプリント(splint)

Abstract　手外科治療を成功させる上では，手術と同様にリハビリテーション：ハンドセラピィの重要性が認識されてきた．しかし，医師はどうしても手術そのものに重点を置きがちである．また，ハンドセラピィを専門的な知識・技術を持って担えるハンドセラピストの人数は充足していない．本稿ではハンドセラピィの実際の理解を深めるため，筆者が作成に関わった屈筋腱・伸筋腱損傷修復後および中手骨骨折術後の「ハンドセラピィ」のプロトコルを示し，訓練やスプリント・チェック項目などの要点や注意点について述べる．
　手外科治療に限ったことではないが患者の治療に関わる医師とセラピストは，用語の統一や治療の原則などの共通化を図り同じ認識を持つことが必要である．それを実現するには，日常的にコミュニケーションをとり，症例の現状の問題点や治療成績の向上のためのプロトコルを共同で作成するなどして，知識と治療方針を共有することで同一の視点から患者治療にあたることが可能になると考える．

はじめに

Brand は手外科治療における手外科のリハビリテーション（以下，ハンドセラピィ）について "Hand rehabilitation is bigger than hand surgery"[1] と述べており，手外科の治療を成功させる上で手術とともにリハビリテーションの重要性は古くから認識されてきた．

また，斎藤[2]は『手の外科を始めたばかりの経験の浅い医師はどうしても手術そのものに重点を置きがちで，その後の機能回復にとって重要な "hand rehabilitation" のためのリハビリ処方が遅れたり，処方内容が不十分でリハビリスタッフへの「丸投げ」になったりしがちである．』として，手術治療だけでなくハンドセラピィへの注力の必要

性を説いている．

このようにハンドセラピィの重要性は説かれているものの日本ハンドセラピィ学会のホームページ上では当学会による認定ハンドセラピストは2020年6月現在で50名[3]となっており，「手外科医のあるところハンドセラピストあり」という充足状況には至っていないことがうかがえる．教育および人事体制なども含めてシステム的に手外科を確立させている施設でないかぎり，セラピストによる充実したハンドセラピィを提供できる環境は整っていない現状と言える．

本稿ではハンドセラピィの実際の理解を深めるため，筆者が作成に関わった外傷修復術後の「ハンドセラピィ」のプロトコルを示し，訓練やスプリント，チェック項目などの要点や注意点について述べる．

＊ Shuya OKUMURA，〒240-8521　横浜市保土ヶ谷区岩井町215　聖隷横浜病院リハビリテーション課

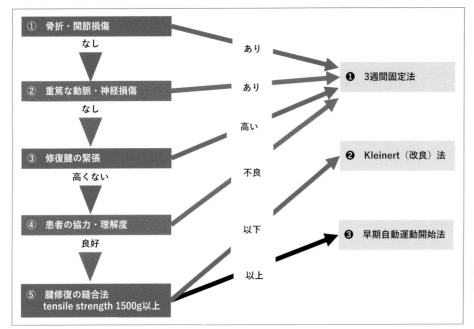

図 1.
屈筋腱損傷修復後の訓練
方法選択の基準チャート

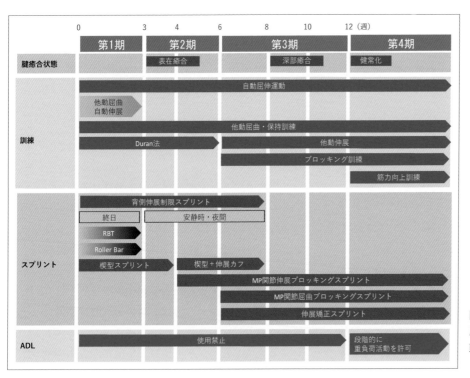

図 2.
屈筋腱損傷修復後；早期自
動運動法(zone Ⅰ・Ⅱ)

外傷修復術後のプロトコルと解説

1．手指屈筋腱損傷[1]~[6]

A．セラピィ開始前確認

手指屈筋腱損傷修復後のセラピィには，修復術
後早期は安静を保つ固定法，早期から運動を許可
する早期運動療法がある．これらの方法選択は安
全を担保するため図1に示したチャートで条件を

確認して決定する必要がある．

B．セラピィの実際

手指屈筋腱損傷の一次修復に対するセラピィは
早期運動療法が標準になってきた．本稿では早期
運動療法の中でも早期に自動屈曲を許可する屈筋
腱 zone Ⅰ・Ⅱにおける早期自動運動法のプロト
コル(図2)に解説を加える．

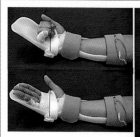

・手指の自動屈伸

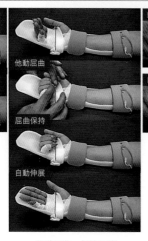

他動屈曲

屈曲保持

自動伸展

・他動屈曲・保持訓練

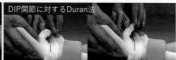

DIP関節に対するDuran法

PIP関節に対するDuran法

・Duran法に準じた単関節他動伸展

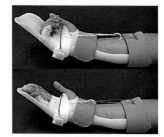

▲図 4. Kleinert 改良法
による他動屈曲・
自動伸展

◀図 3.
DEBS 装着下での運動

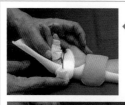

・MP関節の屈曲を増強して手指
伸展を行うとlong extensorの
力でIP関節が増強される。

図 5.
楔状スプリント

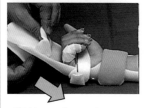

・楔状スプリントによってMP関節の屈曲を増強させIP関節の伸展運動を行う。

① 第 1 期：術翌日～術後 5 週

　この時期の目標は，修復腱の癒着の防止とIP関節の屈曲拘縮の予防である．屈筋腱損傷修復後の屈曲拘縮は治療成績に影響を与える[7)~9)]ことが知られており，拘縮の対処法の大原則である予防は特に重要である．

　運動訓練は背側伸展制限スプリント（以下，DEBS）を装着して図3に示す手指の自動屈伸，修復腱を少ない負荷で滑走をさせる他動屈曲・保持訓練，PIP・DIP 関節の屈曲拘縮の予防のためにDuran 法に準じた IP 関節の個別的な他動伸展を行う．

　原則的には手指の自動屈伸による修復腱の近位・遠位の腱滑走により癒着予防効果に期待する．しかし，疼痛などの運動を阻害する要因により十分に自動屈曲が得られない場合はKleinert改良法に準じてゴムバンドによる牽引（RBT）を設けて他動屈曲・自動伸展を併用して行う（図4）．なお，本稿に使用した写真は早期自動運動法とKleinert 改良法を併用した症例のものを用いている．

　スプリントは前出の手指の伸展運動を制限するDEBS を装着するが，その DEBS の伸展制限角度は施設によって異なり[10)~13)]，手指自動屈曲時の修復腱への負荷軽減のために手関節背屈を可能とするスプリントも報告されている[14)]．Kleinert 改良法を行う場合は DEBS に RBT と roller bar を追加装着する（図4）．

　また，DEBS に楔状スプリント（図5）を追加し，MP関節の屈曲を増加しIP関節の自動伸展でlong extensor の作用を優位にして伸展を容易にすることで屈曲拘縮予防を図る．

　ADL での使用は厳禁とする．

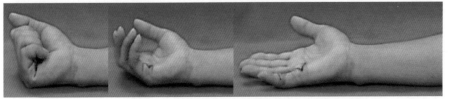

図 6.
机上面に手背をつけての自動運動

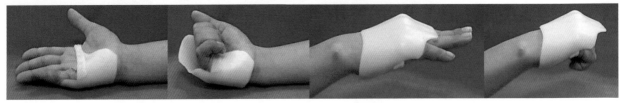

図 7. MP 関節伸展ブロッキングスプリント

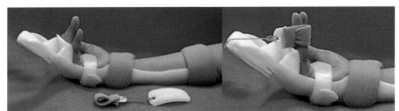

図 8.
楔状スプリントと伸展カフによるゴム牽引

チェック項目は浮腫や疼痛により自動運動が阻害されていないかをはじめとして，屈曲拘縮については，特に Kleinert 改良法を併用する場合は RBT が屈曲拘縮のリスクを高めることや尺側指の屈曲拘縮の改善が困難であるとの報告[15]があり注目すべきところである．また，筋収縮や MP 関節のみが屈曲して IP 関節が伸展する paradoxical phenomenon のような異常運動パターンに陥っていないかなどである．

さらに，経過観察として自動屈曲時の PPD の減少を確認することや他動屈曲・保持訓練時の他動屈曲時と保持時の lag を確認することで腱の近位滑走の状態や癒着の有無が判断できる．

② 第 2 期：術後 3 週〜術後 6 週

この時期の修復腱の治癒は表層の癒合が認められる状態とされる．

目標は，修復腱の癒着による滑走障害の改善と屈曲拘縮の予防・改善である．

運動訓練は第 1 期からの変更点は訓練時に DEBS を外して自動屈伸，他動屈曲・保持訓練を行う．ただし，不用意な過伸展を抑制するために初期は机上面に手背をつけて実施（図 6）する．なお，Duran 法は継続とし，Kleinert 改良法を行っ

ていた場合は終了とする．また，術後 4 週より後に触れる MP 関節伸展ブロッキングスプリント（図 7）により IP 関節の自動運動による伸展拡大を図る．

スプリントは DEBS を安静時と夜間の装着とする．

DEBS 装着時の楔状スプリントは継続として，術後 4 週より IP 関節の屈曲拘縮予防のために楔状スプリントに軽い伸展矯正を行う伸展カフを取り付けてゴム牽引を行う（図 8）．ただし，装着したままの自動屈曲は抵抗がかかり腱修復部の破綻に繋がるため，厳重な管理下で行わなければならない．装着時間は 5 分程度から始めて最大 20 分まで延長する．

IP 関節の自動伸展拡大用の MP 関節伸展ブロッキングスプリントは，MP 関節の伸展ブロックを屈曲 30° 程度に設定する．

ADL とチェック項目は第 1 期と同じであるが，DEBS を外して訓練を開始するため，自動伸展時の制限で修復腱の遠位滑走の状態と癒着による屈曲拘縮が明確になる時期であり注目すべきである．

③ 第 3 期：術後 6 週〜術後 12 週

この時期の修復腱の治癒は深部癒合にも認めら

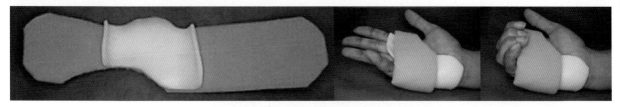

図 9. MP 関節ブロッキングスプリントと自動屈曲

図 10.
IP 関節の伸展矯正スプリント
  a：手指の伸展角度改善に合わせて
    伸展角度を変更する．Safety pin
    type splint：serial static splint の例
  b：手指の伸展角度改善に合わせて
    伸展力の強度を変更する static pro-
    gressive splint の例

a | b

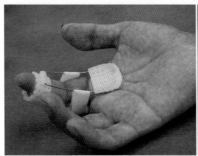
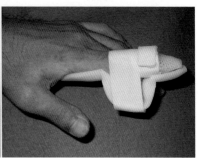

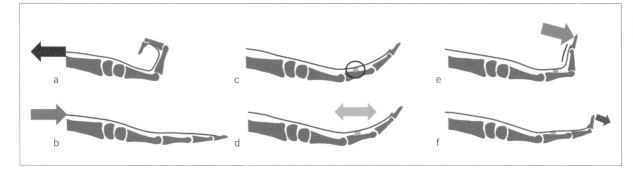

図 11. Dynamic tenodesis test

癒着がない状態の腱であれば a, b のように近位・遠位の腱滑走に支障はなく運動制限のもない．

癒着がある状態の腱では(c)，近位・遠位の腱滑走が制限され運動制限が認められる可能性がある(d)．

Dynamic tenodesis test では癒着があると思われる部分の一遠位の関節の屈曲を増し屈筋腱の緊張を緩めるとさらにその遠位の関節は他動伸展することができる(e)．もし，この時十分な他動伸展ができない場合は当該関節の屈曲拘縮を考えなくてはならない．

癒着があると思われる部分の一遠位の関節の伸展を増し屈筋腱の緊張を強めるとさらにその遠位の関節は他動伸展することができなくなる(f)．

れる状態とされる．

　目標は癒着による修復腱の滑走障害の解消と IP 関節の屈曲拘縮の解離である．

　運動訓練内容は手指の他動伸展が許可されることが第 2 期までとの大きな変更点で，それにより Duran 法は終了する．さらに修復腱の近位滑走を引き出すために MP 関節ブロッキングスプリントによる自動屈曲訓練(図 9)を追加する．

　スプリントについては，DEBS を術後 8 週で終了とする．追加としては，MP 関節ブロッキングスプリント，IP 関節の伸展矯正スプリント(図 10)を適宜導入する．

　ADL は特に変更はなく使用禁止を継続する．

　チェック項目は，IP 関節の伸展制限の要因が修復腱の癒着による腱性拘縮か，関節周囲組織性拘縮によるものかを手指全体の他動伸展が許可されたことで確認できる．また，図 11 に示す dynamic tenodesis test で明確にできる．

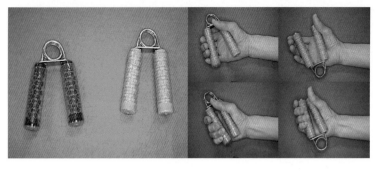

図 12.
市販のグリップ練習用具

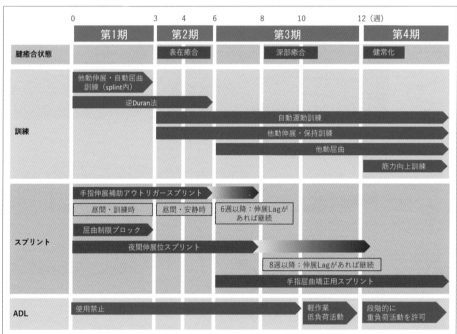

図 13.
伸筋腱損傷修復後；早期運動療法（zone Ⅴ・Ⅵ・Ⅶ・Ⅷ）

④ 第 4 期：術後 12 週以降

この時期の修復腱の治癒は癒合が完成しほぼ健常化するとされる.

目標は，遺残する拘縮の解離をすること，使用に耐える手とすること，可能であれば受傷前の生活に段階的に戻すことである.

運動訓練は第 3 期の内容に筋力増強訓練を追加して使用に耐える手の実現を目指す.

スプリントについては第 3 期の内容を継続するが，遺残する屈曲拘縮の積極的な解離に重点を置く.

ADL は極端な重負荷でなければ基本的には制限を解除する. 職業復帰に向けては，作業における手への負荷量は，術後 6 か月（24 週）の間に段階的に増やしていく. たとえば，職業が建築業などで木工作業を行う場合，道具の取り扱い，ハン

マーの取り扱いや，のこぎりの使用，その他電動工具の取り扱いなど仕事内容を聴取し使用が可能か否か，また許可する時期の判断をしなくてはならない.

市販されているグリップ訓練用具を使用したり（図 12），必要に応じてピンチ力の増強訓練に洗濯バサミなどを用いたりするのもよい. また，作業療法として，木工作業や革細工など筋力増強要素を含んだ作業活動の導入を行うのもよい.

2．手指伸筋腱損傷[5)16)]

A．セラピィ開始前確認

手指伸筋腱損傷修復後のセラピィは屈筋腱損傷と同様に修復術後早期は安静を保つ固定法，早期から運動を許可する早期運動療法がある.

伸筋腱損傷の場合，これらの明確な選択要素については渉猟できる範囲では認めていない. 原因

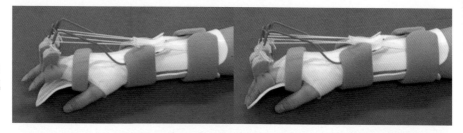

図 14.
手指伸展補助アウトリガース
プリントと他動伸展・自動屈
曲

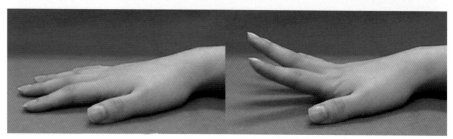

図 15.
手指伸筋腱損傷修復後の術後
3 週からの腱滑走訓練
机上面での MP 関節の過伸展
練習

が外傷であったりリウマチによる皮下断裂であっ
たりして，条件が異なることや固有手部では腱で
あるが固有手指部では腱膜になるため同様の修復
手法がとれず修復強度が異なることなどがその要
因と考えている．

B．セラピィの実際

伸筋腱についても様々な工夫がされ早期運動療
法の報告がされている[17]〜[21]．本稿では比較的安全
性が高く成績も安定していると思われる伸展補助
アウトリガースプリントを用いて手指の他動伸
展・自動屈曲を行う Chow[21]の方法を基本にした
伸筋腱 zone Ⅴ・Ⅵ・Ⅶ・Ⅷに対するプロトコル
（図 13）について解説する．なお，腱の治癒機転に
ついては屈筋腱と同様であるため割愛する．

① 第 1 期：術翌日〜術後 3 週

この時期の目標は修復腱の癒着防止と拘縮の予
防である．

運動訓練は手指伸展補助アウトリガースプリン
トを装着して他動伸展・自動屈曲を行う（図 14）．
この際の過度な屈曲は修復腱に負担をかけるため
屈曲制限ブロックを装着する．また，これは訓練
時の屈曲の目安にできる．さらに伸展拘縮の予防
のため IP 関節単関節ごとの屈曲に逆 Duran 法を
行う．

スプリントは訓練時（昼間）には前出の手指伸展
補助アウトリガースプリントと MP 関節の屈曲制

限ブロックを装着する．屈曲制限ブロックは術翌
日から 1 週は 30°・術後 1 週から 2 週までは 40°・
術後 2 週から 3 週までは 50°に設定変更し術後 3
週以降は終了する．夜間は手関節を中間位，手指
の MP・IP 関節ともに 0°としてスプリントを用い
て伸展位固定する．

ADL での使用は禁ずる．

チェック項目は浮腫や疼痛といった運動に支障
をきたす要素と運動の観察としては MP 関節の自
動屈曲時に屈曲制限ブロックまで屈曲できている
かという点である．

② 第 2 期：術後 3 週〜術後 6 週

この時期の目標は伸展 lag の発生を防ぎながら
伸展・屈曲ともに ROM を拡大することである．
手関節を軽度背屈位にしても MP 関節の伸展位の
維持ができることを目指す．

運動訓練は手指伸展補助アウトリガースプリン
トを外して手指の自動運動で可能な限りの屈伸を
行う．特に屈曲の際に不用意に強い総握りをする
ことは修復腱にストレスをかけるため注意を要す
る．また，確実な腱滑走を行うために図 15 に示す
ような運動を行う．

修復腱の近位滑走は伸展 lag を防ぐために重要
で机上面で MP 関節の過伸展運動を行わせる．ま
た，他動伸展・保持訓練を合わせて行う．MP 関
節に屈曲制限がある場合は往々にして IP 関節の

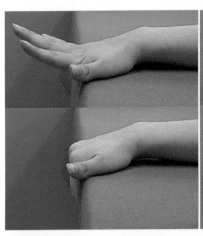
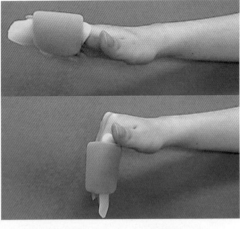

a | b

図 16.
MP 関節の屈曲練習
　a：机の縁を利用する方法
　b：スプリントを利用する
　　方法

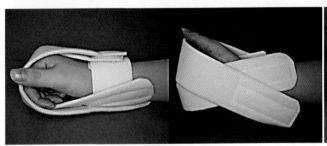
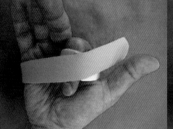
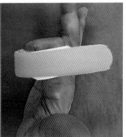

a．手指全体の屈曲矯正用スプリント　　　　　　b．手指 PIP 関節屈曲用スプリント

図 17．手指の屈曲矯正用スプリント

屈伸に終始して修復腱の遠位滑走が得られていないこともあるため MP 関節の屈曲を行わせる（図16）．

　スプリントは昼間の訓練時以外は手指伸展補助アウトリガースプリント，夜間伸展位スプリントを継続する．

　ADL では使用禁止を継続する．

　チェック項目は MP 関節の屈曲状態や MP 関節の伸展 lag の出現を注視する．Dynamic tenodesis を利用して手指伸展を行っている場合もあるため，手関節中間位から軽度背屈位で手指自動伸展時に MP 関節の伸展 lag がないかを確認する．

③ 第 3 期：術後 6 週〜術後 12 週

　この時期の目標は伸展 lag の予防と ROM の拡大である．

　訓練は伸展拘縮に対する他動屈曲が許可される．急激かつ過度な他動屈曲による矯正は，修復腱の再断裂や伸展 lag の拡大につながる可能性があるため配慮を要する．

スプリントは手指伸展補助アウトリガースプリントについては伸展 lag があれば術後 8 週まで継続，夜間スプリントは 8 週までは必須の装着とし伸展 lag があれば術後 12 週程度まで継続する．また，他動屈曲開始に伴い手指の屈曲矯正用スプリント（図 17）を導入する．

　ADL では伸筋は屈筋と比べれば物品の把持・操作などの場面で力を要することは少ないため術後 8 週から軽作業を許可する．

　チェック項目は第 2 期と同様であるが，軽作業を許可する術後 8 週以降では手の使用状況・内容を確認して重負荷作業の有無や誤用がないかなどの確認を行う．

④ 第 4 期：術後 12 週以降

　この時期の目標は，伸展拘縮の解消など関節機能の改善，筋力の回復などであり，受傷前の生活への復帰を目指すことである．

　訓練は第 3 期の内容に伸筋の筋力増強訓練を追加する．伸筋の筋力は物品を把持する前の手の開

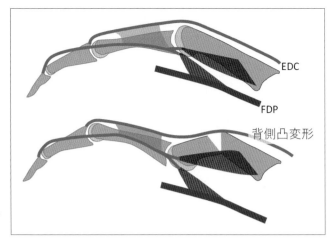

図 18.
中手骨骨折の背側凸変形

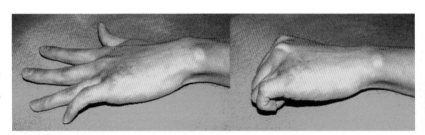

図 19.
中手骨骨折後 plate 固定後の MP 関節
の伸展拘縮と IP 関節の伸展 lag を呈
した症例

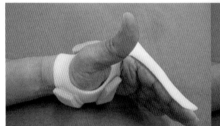

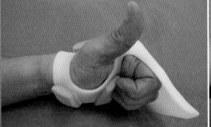

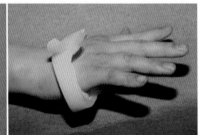

a．knuckle cast（スプリント）　　　　　　　　　b．Galveston 装具

図 20．中手骨骨折に用いる装具

大や手指関節の安定性に必要な筋力が要求される．

スプリントは手指伸展拘縮が遺残しているなら
ば屈曲矯正スプリントを継続する．

ADL では生活や職業の特性を十分に考慮して，
手の使用に支障がないか確認しながら受傷前の状
態に近づけていくことが必要である．

チェック項目は手指の ROM と握力などを含む
筋力，ADL での使用状況の確認である．

3．中手骨骨折（骨幹部骨折）

手部および指部では骨の周囲には筋・腱や靱
帯，神経などの組織が狭い中で密接している．し
たがって，中手骨や指節骨に骨折が生じると密接
した周囲組織も影響は免れない．

中手骨の骨幹部骨折では背側凸変形となり，骨
折部が手背を走行する手指伸筋腱に干渉すること
が知られている[22]（図18）．これにより伸筋腱損傷
には至らないものの腱膜の損傷により伸筋腱の癒
着をもたらす．図19は中手骨骨折後 plate 固定が
行われ高度な MP 関節の伸展拘縮と IP 関節の伸
展 lag を呈しておりその改善目的で他院より紹介
された症例である．このように，開創することで
確実な整復と接合ができる一方で伸筋腱の癒着に
よる拘縮は大きな問題となる．そのため，中手
骨骨折の治療は開放骨折や多発骨折・不安定骨折・
回旋変形などの不良な状況がなければ，knuckle
cast・Galveston 装具[23]（図20）による保存療法や

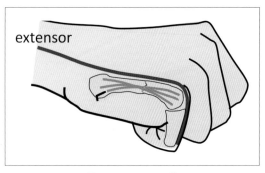

図 21．Foucher 法

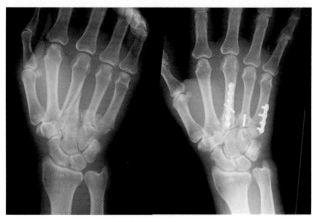

図 22．中手骨骨折後の plate 固定

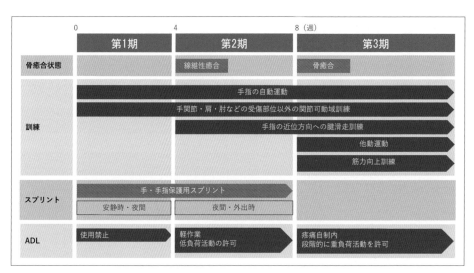

図 23．
中手骨骨折後；plate 使用例

手術療法としては鋼線で髄内固定を行う Foucher 法[23)24)]（図 21）などのできる限り開創なしに内固定を行う方法が選択される．

ここでは中手骨の骨幹部骨折で特に問題を生じる plate 固定後（図 22）のハンドセラピィについて述べる．

A．セラピィ開始前確認

中手骨骨折の OR & IF 後の運動練習を安全に行うには，内固定の安定性が運動練習に耐えられるかという点が最も重要である．Freeland らは，「強固な（rigid）固定と安定した（stable）固定の違いを指摘した上で強固な固定は通常不要であるが，固定は癒合を促し早期にリハビリテーションができるだけの安定性がなければならない．」[24)]と述べている．

B．セラピィの実際

最近では中手骨用の locking plate も開発され

ており安定した固定が得られるようになってきた．

図 23 に中手骨骨折の plate 固定後のプロトコルを示した．安定した固定が得られていれば術後早期からの自動運動可能であり，それは関節可動域（以下，ROM）の獲得だけでなく腱の癒着予防にも効果的である．しかし，plate は骨癒合を促進して早期の骨癒合を叶えるものではない．また，中手骨・指節骨用の plate は小型で薄く強靭なものとは言い難く，過度な負荷をかけると折損や screw の back out などにより骨接合・固定の破綻を及ぼすことも危惧されるため訓練の運動強度や ADL を許可する範囲などは過信して安易に早めるべきではない．

① 第 1 期：術翌日～術後 4 週

この時期の目標は，手指の ROM の維持と罹患部以外の機能維持である．

手指の訓練は疼痛などを勘案して自制内での自

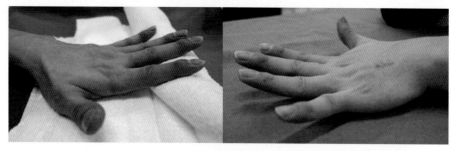

a | b

図 24.
伸筋腱の近位滑走を意識した
運動
　　a：MP 関節他動伸展保持
　　　　訓練
　　b：MP 関節過伸展訓練

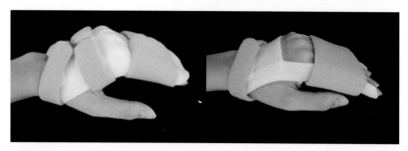

図 25.
中手骨の骨折部の保護用スプリ
ント

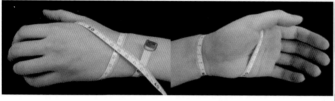

a．8 の字法による計測

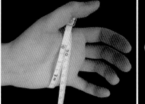

b．手部の周径計測

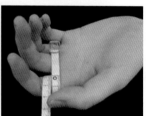

c．手指の周径計測

図 26．浮腫の評価

動屈伸運動を極々軽い程度から開始して段階的に
強度を増す．

　疼痛が軽減し容易に自動運動が可能になったら
伸筋腱の近位滑走を意識した運動を導入する（図
24）．これは後述する安静時・夜間のスプリントの
MP 関節の固定肢位が屈曲位であることもあり
MP 関節の伸展 lag の防止するために行う．

　受傷部以外については，機能維持は手関節・肘
の自動運動・肩は結帯/結髪の運動練習の指導を
行い自宅でも Home ex. として行ってもらう．
Home ex. の頻度は朝・昼・晩・就寝前の 1 日 4
度・運動は 20 回程度の繰り返しを基本として行っ
てもらう．

　スプリントは骨折部の保護目的に装着する．デ
ザインはベースが手背からあたるようにし MP 関
節を 50〜60°程度の屈曲位かつ IP 関節は伸展位と
する（図 25）．このスプリントの装着は安静時およ
び夜間として運動時のみ外すように指導する．

　ADL での使用は禁止とする．

　チェック項目は，訓練効果の確認としての手指
および罹患部以外の ROM の確認を行う．

　そのほかには，拘縮に繋がる浮腫に対しての評
価として手の周径計測（図 26）を行う．明らかな周
径の増加がみられ浮腫があるようであれば，その
管理にエフェレラージ（軽擦法）や弾性包帯による
圧迫を基本的な運動練習に追加する．

② 第 2 期：術後 4 週〜8 週

　この時期の目標は手指の ROM の維持から拡大
となるが，骨折部の線維性癒合は見られるものの
骨癒合が完成していないことを患者に注意喚起し
ておく必要がある．

　訓練は第 1 期から行っている手指の自動屈伸運
動を継続しかつ積極的に行う．

　スプリントは夜間・外出時の保護目的として装
着し安全な状況では解除する．

　ADL は食事や食器の洗い上げなど軽負荷な活

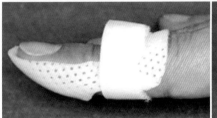
a．stack splint

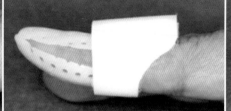
b．shell splint

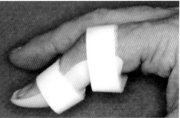
c．PIP 伸展制限付

図 27．槌指に対する各種スプリント

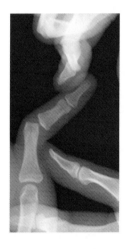

図 28.
小指 PIP 関節脱臼に合併した橈側側
副靭帯損傷

動での使用を促す．また，風呂掃除や大量の洗濯物・買い物物品の運搬などの重負荷活動は禁止する．

　チェック項目については第1期の内容を継続する．また，ADL での使用状況を確認して使用がされていないならば低負荷動作への使用を促したり，過負荷と考えられる動作を行っていたりしたら禁止する．

③ 第3期：8週以降

　8〜10週は骨癒合が完成する時期であり，ROMの拡大と握力などの筋力の向上といった基礎的な機能の回復を目指し，健側との差を小さくすることが数値的目標となる．また，重作業を含んだADL へ段階的に復帰させることも目標である．

　訓練は骨癒合が完成することから他動運動によるROM 訓練と筋力向上訓練を導入する．これらは第1期・2期の内容とともに Home ex. に追加する．

　スプリントの保護用装着は骨癒合の完成に伴って終了とする．手指に屈曲制限が残るようであれば図 17（伸筋腱損傷の章）に示した屈曲矯正スプリントを導入する．

　ADL では原則的に制限を解除し重負荷活動を段階的に許可して使用を促す．

　チェック項目は，手指の ROM・握力の患健側比較による状況確認や疼痛の有無・部位の確認，ADLでの使用状況や DASH や Hand20 などの QOL 評価を実施して生活復帰に向けての問題抽出，それに対する解決策を講じセラピィ終了に向かう．

手指の外傷に用いるスプリント

1．槌　指

　槌指はボール競技などの細にいわゆる突き指で発生する．槌指に対する各種スプリントを図27に示す．大きな骨片がある場合は石黒法[23)25)]で治療される場合が多いが小骨片の場合は6〜8週間スプリントを用いて DIP 関節を過伸展位で固定する．また，swanneck 変形があり PIP 関節に過伸展がみられ DIP 関節の過伸展位が取り辛い場合は PIP 関節を軽度にすると DIP 関節の過伸展位が取りやすくなる[5)26)]（図 27-c）．

2．PIP 関節側副靭帯損傷合併例

　PIP 関節の脱臼に伴い側副靭帯損傷の合併が起きることがある（図28）．側副靭帯損傷後は保存療法の際には buddy strap（図 29）を装着して側副靭帯損傷側の側方離開を防ぎながら自動運動を行う．

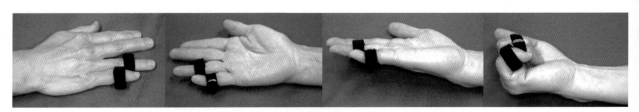

図 29．小指 PIP 関節橈側側副靭帯損傷に用いる buddy strap

おわりに
―手外科医とセラピストが協働するには―

　医師とセラピストが最初にすべきことは，用語の統一や治療の原則などの標準化を図ることである．本稿では外傷修復術後のプロトコルを示したが実際の臨床では型通り進まないことも少なくない．紹介したプロトコルは医師とセラピストが日常的にコミュニケーションをとり，症例の現状の問題点や治療成績の向上のための知恵を絞って作成した．プロトコルを共同で作成することなどは知識と治療方針を共有するにはよい機会である．こうした積み重ねで同一の視点から患者治療にあたることが可能になると考えている．斯く言う筆者自身が生馴なセラピストであったころ，カンファレンス等で医師たちが議論に使っていた用語すらわからず，治療原則や術式などは知識不足で全く理解できなかった．また，逆に我々セラピストが使う用語や運動訓練内容やスプリントを医師に説明した覚えがある．

　ある手外科医が「患者をセラピィが行える状態にしてセラピストに託すことができれば私の仕事の半分以上は終わる」と常々言っているとその手外科医と一緒に働いているセラピストから聞いたことがある．一方で別の手外科医から「うちはリハビリが駄目なので…」という愚痴めいた話を聞かされたことがある．果たしてどちらの施設が手外科医とセラピストの連携が構築されていて，どちらの施設の治療が上手くいっているかは想像に難くない．

　手外科医の諸先生方には指示を出すだけでなく先生方の「意を酌める」「治療成績に関われる」ハンドセラピストの育成をお願いしたい．

参考文献

1) Brand, P.：手のリハビリテーション：その目指すもの．ハンター・新しい手の外科（津山直一ほか監訳）．協同医書出版社，3-8，1994.
2) 斎藤英彦ほか：望まれる手の外科のリハビリテーションシステム．整形・災害外科．48：797-805，2005.
　Summary　医師とセラピストの連携による手外科のリハビリテーションシステムの構築について述べられている．
3) 日本ハンドセラピィ学会ホームページ
　https://jhts.or.jp/modules/jcht/therapist.html
　（2020年6月2日参照）
4) 奥村修也ほか：手における屈筋腱損傷術後のリハビリテーション―屈筋腱（zone I・II）修復後の早期運動療法―．MB Med Reha. 95：43-52，2008.
5) 奥村修也：手指腱損傷修復後のハンドセラピィ．リハ実践テクニック ハンドセラピィ．第1版．齋藤慶一郎編．116-154，メジカルビュー社，2014.
　Summary　手指腱損傷修復後のハンドセラピィプログラムや使用するスプリントなどについて述べている．
6) 奥村修也：IVハンドセラピー計画1屈筋腱損傷修復後（zone I・n）・作業療法マニュアル33ハンドセラピー．42-44，日本作業療法士協会，2006.
7) Silfverskiöld, K.L., et al.：Factors affecting results after flexor tendon repair in zone II：a multivariate prospective analysis. J Hand Surg Am. 18：654-662, 1993.
8) 金城養典ほか：Zone II屈筋腱損傷に対すなる早期自動運動療法―治療成績に影響を与える因子の検―．日手会誌．30：360-364，2013.
9) 松澤翔太ほか：Zone IIにおける深指屈筋腱損傷一次修復，早期自動運動療法後のPIP関節屈曲拘縮の発生要因についての検討．日手会誌．30：752-756，2014.
10) Vögelin, E.：The Bern experience, clinical primary flexor tendon repair and rehabilitation. Tang, J.B., et al., ed. Tendon Surgery of the Hand. 116-124, Elsevier, Philadelphia, 2012.
11) Tang, J.B.：The Nantong experience, clinical primary flexor tendon repair and rehabilitation. Tang, J.B., et al., ed. Tendon Surgery of the Hand. 138-152, Elsevier, Philadelphia, 2012.
12) Chang Alphonsus, K.S.：The Singapore experience, repair and rehabilitation. Tang, J.B., et al., ed. Tendon Surgery of the Hand. 153-156, Elsevier, Philadelphia, 2012.
13) Momeni, A.：The Stanford experience, clinical primary flexor tendon repair and rehabilitation. Tang, J.B., et al., ed. Tendon Surgery of the Hand. 157-160, Elsevier, Philadelphia, 2012.

Summary 文献 10〜13 それぞれの施設の屈筋腱の修復とリハビリテーション方法について述べている.

14) Pettengill, K. M.：State of the art flexor tendon rehabilitation. Tang, J. B., et al., ed. Tendon Surgery of the Hand. 405-414, Elsevier, Philadelphia, 2012.
Summary 早期運動療法における自動屈曲時の安全性についてと手関節の背屈を可能としたDEBS を利用した早期運動療法について述べている.

15) 奥村修也ほか：Zone 2 屈筋腱損傷修復後の早期自動運動療法の成績. 日手会誌. 32：28-31, 2015.

16) 奥村修也：Ⅳハンドセラピー計画 2 伸筋腱損傷修復後. 作業療法マニュアル 33 ハンドセラピー. 44-45, 日本作業療法士協会, 2006.

17) 石黒　隆ほか：特発性腱断裂―手関節部の伸筋腱皮下断裂に対する減張位早期運動療法について―. 臨整外. 34(1)：41-46. 1999.

18) Howell, J. W., et al.：Immediate controlled active motion following zone 4-7 extensor tendon repair. J Hand Ther. 18：182-190, 2005.

19) Thornes, L. J., et al.：Early Mobilization Method for Surgically Repaired Zone Ⅲ Extensor Tendons. J Hand Ther. 8：195-198, 1995.

20) 奥村修也ほか：新鮮伸筋腱 Zone Ⅲ 修復後の早期運動療法の経験. 日ハンドセラピィ会誌. 4：31-36, 2011.

21) Chow, J. A., et al.：A comparison of results of extensor tendon repair followed by early controlled mobilization versus static immobilization. J Hand Surg. 14B：18-20, 1989.

22) 津下健哉：第 10 章　骨折と脱臼. 手の外科の実際　第 6 版. 137-182, 南江堂, 1985.

23) 坪川直人ほか：骨・関節損傷. 斎藤英彦, 吉津孝衛ほか編　手外科診療ハンドブック　第 2 版. 136-197, 南江堂, 2014.

24) Charles, S., et al.：Fracture of the Metacarpals and Phalanges. Wolfe, Hotchkiss Green's Operative Hand Surgery 6th ed. 239-290, Churchill Livingstone, Philadelphia, 2011.

25) 石黒　隆ほか：骨片を伴った mallet finger に対する closed reduction の新法. 日手会誌. 5：444-447, 1988.

26) 津下健哉：第 18 章　伸筋腱損傷. 手の外科の実際　第 6 版. 287-296, 南江堂, 1985.

PEPARS　No.169：87-93，2021

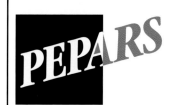

◆特集／苦手を克服する手外科

保険診療を克服する
―請求漏れや査定を回避するために―

亀山　真*

Key Words：保険診療(medical insurance treatment)，手外科(hand surgery)，診療報酬(medical fee)，医科点数表(medical score table)，国民皆保険制度(national health insurance system)

Abstract　手外科領域の手術治療では体幹より離れた末梢の小範囲を操作することが多いため，四肢末梢へ向かうに従い低くなる現行の診療報酬体系では不利に働く．また複数の部位に複数の手術を行った際には，狭い術野を1術野と判断され，1術式分の算定しかできないことがしばしばある．これらの不利な算定を補う手段として「手術通則14で定められている併算定可能な手術」，「別に厚生労働大臣が定める複数手術に係る費用の特例」，「指に係る同一手術野または同一病巣における範囲と算定方法」，および「手術医療機器等加算を適応する方法」がある．請求漏れや査定を回避するためにはこれらのルールを熟知することが重要である．また，医科点数表にない手術を行った際には，それに近似する手術を算定したことの妥当性を症状詳記に盛り込むことが求められる．

はじめに

　日本では国民皆保険制度により全ての国民が何らかの公的医療保険に加入しており，日常の医療の大半はこの公的医療保険を用いた保険診療である．保険診療が行われた際の療養，給付については健康保険法第76条で以下のように規定されている．すなわち被保険者(保険医療機関を受診した患者)は診断，治療等の医療サービスを現物給付された際に保健医療機関(健康保険の診療を行う施設)へ一部負担金を支払い，その他の療養費については，保健医療機関が診療報酬明細書で審査支払機関へ請求する[1]．ここで審査支払機関は診療報酬明細書の内容を吟味し，保険請求上妥当ではないと判断した場合には，診療報酬の減点，査定，返戻が行われ，その額によっては医療経営に大きな問題を起こし得る．このため，保険診療を行う保険医は診療報酬点数表の内容を熟知し，請求漏れや査定を回避しながら正しい請求を行うことが求められる．診療報酬点数の一部は2年に1度ずつ改定されるが，最新の2020年度診療報酬点数表は，医科点数表の解釈(社会保険研究所)[2]，いわゆる青本に記載されている．厚労省のホームページでも https://www.mhlw.go.jp/stf/seisakunitsuite/bunya/0000188411_00027.html をたどることにより詳細を確認することが可能である．本稿では手外科領域の保険診療のうち，請求漏れや査定が生じた場合の影響が大きい手術領域について，特に重要と考えられる情報を示す．

* Makoto KAMEYAMA，〒108-0073　東京都港区三田1-4-17　東京都済生会中央病院整形外科，担当部長

手外科領域における手術診療報酬体系の特徴

手外科領域の手術治療は体幹より離れた末梢の小範囲を操作することが多い．この点は体幹が最も高く，四肢末梢へ向かうに従い低くなる現行の診療報酬体系において不利に働く．さらには複数の部位に複数の手術を行った際に，狭い術野は単一と判断され，1術式分の算定しかできないことがしばしばある．通則14によれば，同一手術野又は同一病巣につき，2つ以上の手術を同時に行った場合の費用の算定は，主たる手術の所定点数のみにより算定することが原則とされている．ここで言う同一手術野とは，1つの切開を加えることで行い得る範囲を示している．例えば1本の指に2本の固有指神経断裂を生じた場合の2本の神経縫合は，1つの切開(Zigzag 切開)を加えることで行い得ると判断され，1本分の神経縫合しか算定できない．

しかし，これらの不利なルールを補うものとして，「手術通則14で定められている併算定可能な手術」，「別に厚生労働大臣が定める複数手術に係る費用の特例」，「指に係る同一手術野または同一病巣における範囲と算定方法」，および「手術医療機器等加算を適応する方法」がある．以下，その詳細を列挙する．

1．手術通則14で定められている併算定可能な手術

前述のごとく手術通則14では，同一手術野又は同一病巣につき，2つ以上の手術を同時に行った場合の費用の算定は，主たる手術の所定点数のみにより算定することが原則である．ただし，<u>神経移植術，骨移植術，植皮術，動脈(皮)弁術，筋(皮)弁術，遊離皮弁術(顕微鏡下血管柄付きのもの)，複合組織移植術，自家遊離複合組織移植術(顕微鏡下血管柄付きのもの)，粘膜移植術若しくは筋膜移植術と他の手術</u>(上記以外で手術の内容によらない)とを同時に行った場合は，それぞれの所定点数を合算して算定ができる．これは，たとえ

ば手指の同一手術野に骨欠損，神経欠損，屈筋腱断裂があり，これに対し骨移植術，神経移植術を行い，腱縫合術(上記の<u>他の手術</u>に相当)を加えた場合は，骨移植術，神経移植術，腱縫合術のすべてが算定できることを意味する．

2．別に厚生労働大臣が定める複数手術に係る費用の特例

手術通則14には，「また，別に厚生労働大臣が定める場合は別に厚生労働大臣が定めるところにより算定する．」という記載がある．これは，同一手術野又は同一病巣につき2つ以上の手術を同時に行った場合，そのうちの1つは最も高い点数の手術を<u>主たる手術</u>(これには「注」により合算した点数を含む)，2番めに高い手術を<u>従たる手術</u>として，主たる手術点数に従たる手術点数の100分の50が加算できることを示している．この場合，複数手術(2種類)の組み合わせは決まっている(表1)．ただし，<u>K015 皮弁作成術，移動術，切断術，遷延皮弁術，K021-2 粘膜弁手術，K022 組織拡張器による再建手術(一連につき) 2 その他の場合</u>，については，もう一方の手術の内容を問わず，これを組み合わせての算定が可能である．合算の対象となる従たる手術は1種類のみとされている．詳細は「複数手術に係る費用の特例を定める件の一部を改正する件(告示)」で確認ができる．

令和2年度改定で，K037 腱縫合術の「注」に掲げられている記述として，「前腕から手根部の2指以上の腱縫合を実施した場合は，複数縫合加算として1指の腱縫合術を追加するごとに所定点数の100分の50に相当する点数を加算，ただし，加算は1側当たり3指を超えないものとする．」の文面が加えられた．これにより，たとえば前腕部(手関節部)の同一手術野で発生した示指屈筋腱，中指屈筋腱，環指屈筋腱，正中神経の断裂に対して腱縫合術を3本，および神経縫合術を行った場合は，主たる手術が K037 腱縫合術 13,580 点 + 13,580 点 × 50/100 + 13,580 点 × 50/100 の 27,160 点となり，これに従たる手術の K182 神経縫合術(その他

表 1. 複数手術に係る費用の特例(組み合わせ可能な手術の一部を示す)
左欄が主たる手術とは限らない.

K037 腱縫合術(手指, 中手部又は手関節に限る.)	K046 骨折観血的手術(手指, 中手部又は手関節に限る.)
	K182 神経縫合術(手指, 中手部又は手関節に限る.)
	K182-3 神経再生誘導術(手指, 中手部又は手関節に限る.)
	K610 動脈形成術, 吻合術(手指, 中手部又は手関節に限る.)
	K623 静脈形成術, 吻合術(手指, 中手部又は手関節に限る.)
K038 腱延長術(手指, 中手部又は手関節に限る.)	K046 骨折観血的手術(手指, 中手部又は手関節に限る.)
	K182 神経縫合術(手指, 中手部又は手関節に限る.)
	K182-3 神経再生誘導術(手指, 中手部又は手関節に限る.)
	K610 動脈形成術, 吻合術(手指, 中手部又は手関節に限る.)
	K623 静脈形成術, 吻合術(手指, 中手部又は手関節に限る.)
K039 腱移植術(人工腱形成術を含む.)(手指, 中手部又は手関節に限る.)	K046 骨折観血的手術(手指, 中手部又は手関節に限る.)
	K182 神経縫合術(手指, 中手部又は手関節に限る.)
	K182-3 神経再生誘導術(手指, 中手部又は手関節に限る.)
	K610 動脈形成術, 吻合術(手指, 中手部又は手関節に限る.)
	K623 静脈形成術, 吻合術(手指, 中手部又は手関節に限る.)
K040 腱移行術(手指, 中手部又は手関節に限る.)	K046 骨折観血的手術(手指, 中手部又は手関節に限る.)
	K182 神経縫合術(手指, 中手部又は手関節に限る.)
	K182-3 神経再生誘導術(手指, 中手部又は手関節に限る.)
	K610 動脈形成術, 吻合術(手指, 中手部又は手関節に限る.)
	K623 静脈形成術, 吻合術(手指, 中手部又は手関節に限る.)
K046 骨折観血的手術(手指, 中手部又は手関節に限る.)	K182 神経縫合術(手指, 中手部又は手関節に限る.)
	K182-3 神経再生誘導術(手指, 中手部又は手関節に限る.)
	K610 動脈形成術, 吻合術(手指, 中手部又は手関節に限る.)
	K623 静脈形成術, 吻合術(手指, 中手部又は手関節に限る.)

のもの)24,510点×50/100を合算した39,415点が算定できる(主たる手術は神経縫合術ではないことに注意する).

3. 指に係る同一手術野または同一病巣における範囲と算定方法

指に係る同一手術野または同一病巣の範囲と算定方法は, 医科点数表の解釈[2]で以下のように記されている.

「ア 第1指から第5指までを別の手術野とする次に掲げる手術のうち, 2つ以上の手術を同一指について行った場合には, 「通則14」における「別に厚生労働大臣が定める場合」に該当する場合及びcに掲げる手術を除き, 当該手術の中で主たる手術の所定点数のみを算定する. なお, a及びb

に掲げる手術については, 複数指について行った場合には, それぞれの指について算定し, cに掲げる手術については, 同一指内の複数の骨又は関節について行った場合には, 各々の骨又は関節について算定する.」

ここで留意すべきは, 厚労省のホームページの「診療報酬の算定方法の一部改正に伴う実施上の留意事項について(通知):令和2年3月5日保医発0305第1号」では, 上述のa, b, cがそれぞれ(イ), (ロ), (ハ)と記載されていることである. しかし本稿では, 保険審査が医科点数表の解釈[2]の記述に基づいて行われている実態を踏まえ, a, b, cを採用する.

表 2. 第1指から第5指まで(中手部・中足部若しくは中手骨・中足骨を含む)のそれぞれを同一手術野とする手術

a　第1指から第5指まで(中手部・中足部若しくは中手骨・中足骨を含む.)のそれぞれを同一手術野とする手術は,次に掲げる手術である.

K028	腱鞘切開術(関節鏡下によるものを含む.)
K034	腱切離・切除術(関節鏡下によるものを含む.)
K035	腱剥離術(関節鏡下によるものを含む.)
K037	腱縫合術
K038	腱延長術
K039	腱移植術(人工腱形成術を含む.)の「1」指(手,足)
K040	腱移行術の「1」指(手,足)
K040-2	指伸筋腱脱臼観血的整復術
K054	骨切り術の「3」中の指(手,足)(関節リウマチの患者に対し,関節温存を前提として中足骨短縮骨切り術を行つた場合に限る.)

表 3. 第1指から第5指まで(中手部・中足部若しくは中手骨・中足骨を含まない)のそれぞれを同一手術野とする手術

b　第1指から第5指まで(中手部・中足部若しくは中手骨・中足骨を含まない.)のそれぞれを同一手術野とする手術は,次に掲げる手術である.ただし,K101　合指症手術にあつては各指間のそれぞれを同一手術野とする.

K089	爪甲除去術
K090	ひよう疽手術
K091	陥入爪手術
K099	指瘢痕拘縮手術
K100	多指症手術
K101	合指症手術
K102	巨指症手術
K103	屈指症手術,斜指症手術

第1節手術料の項で「指(手,足)」と規定されている手術(K039　腱移植術(人工腱形成術を含む.)の「1」指(手,足),K040　腱移行術の「1」指(手,足),K045　骨折経皮的鋼線刺入固定術の「3」中の指(手,足),K046　骨折観血的手術の「3」中の指(手,足),K054　骨切り術の「3」中の指(手,足)(関節リウマチの患者に対し,関節温存を前提として中足骨短縮骨切り術を行つた場合に限る.),K063　関節脱臼観血的整復術の「3」中の指(手,足),K073　関節内骨折観血的手術の「3」中の指(手,足),K080　関節形成手術の「3」中の指(手,足)及びK082　人工関節置換術の「3」中の指(手,足)を除く.)

表 4. 同一指内の骨及び関節(中手部・中足部若しくは中手骨・中足骨を含む)のそれぞれを同一手術野とする手術

c　同一指内の骨及び関節(中手部・中足部若しくは中手骨・中足骨を含む.)のそれぞれを同一手術野とする手術は,次に掲げる手術である.

K045	骨折経皮的鋼線刺入固定術
K046	骨折観血的手術
K063	関節脱臼観血的整復術
K073	関節内骨折観血的手術
K078	観血的関節固定術
K080	関節形成手術
K082	人工関節置換術
K082-3	人工関節再置換術

これらを要約すると以下の通りとなる.

1) aの対象手術は,腱や骨切り術(関節リウマチ)の手術(表2),bの対象手術は,先天異常,爪,指瘢痕拘縮の手術およびaを除く指(手,足)と記載のある手術(表3),cの対象手術は骨,関節手術のいくつかが該当する(表4).

2) a,bおよびc以外の手術,たとえば腱滑膜切除術は複数指に行つても,1術式分のみの算定になる.

3) a,bおよびcの手術は全て指ごとに算定ができる.

4) a,bおよびcを単一の指で複数手術を行つた場合は,その術式の組み合わせによつて,① 主たる手術1つだけ算定できる,② 主たる手術に従たる手術の50/100を加算できる,③ すべての手術を算定できる,の3通りのパターンがある.

表 5. 手外科領域における創外固定
　　　器加算の適応術式

K046	骨折観血的手術(開放骨折, 関節内骨折又は粉砕骨折に限る)
K056-2	難治性感染性偽関節手術(創外固定器によるもの)
K058	骨長調整手術(軟骨無形成症及び軟骨低形成症等の骨異形成症, 四肢形成不全又は四肢変形に限る)
K073	関節内骨折観血的手術(開放骨折, 関節内骨折又は粉砕骨折に限る)
K076	観血的関節授動術(外傷又は変性疾患等による関節拘縮に限る)
K078	観血的関節固定術

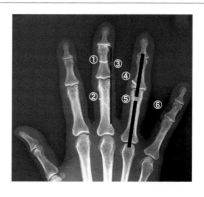

①中指中節骨骨折：　　　　　骨折観血的手術：指(手, 足)→11370点
②中指基節骨骨折：　　　　　骨折観血的手術：指(手, 足)→11370点
③中指固有指神経断裂：　　　神経縫合術：指(手, 足)→15160点
④環指PIP関節内骨折：　　　関節内骨折観血的手術：指(手, 足)→11990点
⑤環指屈筋腱断裂：　　　　　腱縫合術→13580点
⑥小指PIP側副靭帯断裂：　　靭帯断裂縫合術：指(手, 足)→7600点

→①＋②＋③×50/100＋⑤＋⑥＝**51500点**

図 1. 多数指にわたる骨折, 脱臼, 神経, 腱, 靭帯損傷に対する手術治療の算定例

5) a, bおよびcと, a, bおよびc以外の手術を複数指に行った場合は, 指ごとにa, bおよびcの算定を行って合算した点数と, a, bおよびc以外の手術点数を比較し, いずれの高い方を算定する.

4. 手術医療機器等加算

手術医療機器等加算は第10部手術第3節の項目に記載があり, 創外固定器, 自動縫合器, ナビゲーションや患者適合型ガイドを用いた画像支援, 等を行った際に適用できる. 本稿ではK932創外固定器加算10,000点について現時点での手外科領域における適応術式を示す(表5). ここでK046-3 一時的創外固定術について述べる. この術式は, 2018年度改定で認められたが, 適応にあたっては以下の点に留意する必要がある. すなわち開放骨折, 関節内骨折, もしくは粉砕骨折について, 軟部組織のダメージコントロールやデブリドマンを行った後の感染症状の有無を見極めるために一定期間創外固定器で骨折部の可及的整復固定を行った場合に算定する. この術式を算定した場合には創外固定器加算を初回手術には算定できないが, 一時的創外固定で待機後に2期的に行う別の手術は算定できる.

以上の点を鑑み, 指に対し複数部位, 複数手術を行った際の算定の1例を提示する(図1). なお, 算定ルールにはそれぞれの地域の審査員による解釈の差があり得ることを留意していただきたい.

中指に行った手術のうち①②は, 指に係る同一術野の範囲cの解釈を適応し, ①＋②の合算が可能である. ③は複数手術に関わる費用の特例での組み合わせ(骨折観血的手術＋神経縫合術)が可能を適応し, ①＋②を主たる手術とすると, 従たる手術(より点数の低い手術)で, 50/100を加算す

る．環指に行った手術は 2 つあるが，この手術の組み合わせは複数手術に関わり費用の特例に該当しない．つまり複数手術に係る費用の特例で関節内骨折観血的手術と腱縫合術の組み合わせは認められないため，1 術式しか適応できない．したがってこの場合はより高い腱縫合術のみを算定する．小指に行った手術は指に係る同一術野の範囲 b の解釈を適応し，靭帯断裂縫合術を算定する．その結果，算定は ① ＋ ② ＋ ③ × 50/100 ＋ ⑤ ＋ ⑥ になると考えられる．

医科点数表にない手術の算定方法

医科点数表に記載されている術式は現行の全てを網羅できていない．そこで手術通則 3 では，「第 1 節に掲げられていない手術であって特殊なものの費用は，第 1 節に掲げられている手術のうちで最も近似する手術の各区分の所定点数により算定する．」と記載している．例として，難治性の上腕骨外側上顆炎（いわゆるテニス肘）では短橈側手根伸筋腱の起始部を切離し，その母床を掻爬した後に骨アンカーで元位置の末梢へ再縫着する手術があるが，この術式は医科点数表に記載されていない．その場合の解釈として筆者は，再縫着を元位置の末梢に行うことが腱の延長を行うというコンセプトに相当すると考え，腱延長術を準用している．その他の解釈としては靭帯断裂縫合術や腱切離術を準用という考え方もあると思われる．なお注意点として通知には，点数表にあっても適応部位が異なったり，従来と手技が著しく異なる手術（従来直視下手術であったものを内視鏡下で行う，等）を行う場合は，その都度当局に内議し，最も近似する手術として準用が通知された算定を適用することが求められている．

複数手術を手指，手関節に行った場合は，前述のルールを駆使することでかなりの手術において複数分の算定が可能になっている．しかし，手関節の中枢側にも同一部位，同一術野ではあるが，2 皮切で行うことが著しく不適当と考えられる術式がある．例えば肘関節内側側副靭帯損傷と橈骨頭骨折に対し，内側に靭帯修復，外側の橈骨頭に骨接合術を行った場合，ルール上はどちらか 1 つの術式しか算定できない．しかし肘関節部という同一部位であっても同一皮切で内側の靭帯損傷と外側の骨接合を行うことは臨床的に想定しにくい．通則 14 の留意事項(2)によれば，「同一皮切により行い得る範囲」内にあっても，次に掲げる場合には，「同一手術野又は同一病巣」には該当せず，それぞれ所定点数を算定する．なお，それらの他，「同一皮切により行い得る範囲」の原則によることが著しく不合理である場合は，「通則 3」に照らしてその都度当局に内議のうえ決定する，とある．保険審査の現場では，靭帯損傷，骨折を同一皮切で修復することが著しく不合理であることを症状詳記で述べれば 2 術式の算定を可能としているようである．ただし，傷病名として肘関節脱臼骨折という単一の病名は不適当で，肘関節内側側副靭帯損傷，橈骨頭骨折の 2 つを記載することが必要である．

手術部位の範囲が不明瞭である場合の解釈

MP 関節（部）や CM 関節（部）の部位が手，ないし指（手，足）のいずれか，手関節部とは前腕のどの部位までを示すかについては，地域や審査員の解釈によって様々である．また腱移植，腱移行の手術部位について術野が中手部を含むか，含まないかで算定の解釈が異なる．

その他の留意事項

K000 創傷処理のデブリドマン加算は，汚染された挫創に対し，通常麻酔下でデブリドマン（ブラッシング又は汚染組織の切除等）を行った場合に，当初の 1 回に限り 100 点を加算するものである．これとは別に K002 デブリドマンは，K013 分層植皮術から K021-2 粘膜弁手術までの手術を前提にデブリドマンを行った場合に算定する．固有指部の伸筋腱縫合は腱縫合術ではなく創傷処理（小児では小児創傷処理）で算定する．K088 切断四肢再接合術 2 指（手，足）は，血管縫合ないし再

建が必須で，いわゆる composite graft では算定不可となるのが一般的である．

おわりに

手外科領域における診療報酬で，影響の大きい手術治療について，解釈の困難な複数部位，複数手術を行った場合の算定を含めて留意事項を述べた．今回の内容は誌面の関係で保険請求上の留意点を全て網羅できていないが，手外科領域の治療を行う形成外科諸先生方の参考にしていただければ幸いである．

参考文献

1) 保険診療の理解のために　令和2年度版. 関東信越厚生局東京事務所, 2020.
2) 医科点数表の解釈　令和2年4月版. 社会保険研究所, 2020.
3) 診療報酬点数表　手術術式の完全解説　2020-21年版. 医学通信社, 2020.

PEPARS No.169：94-103, 2021

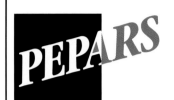

◆特集／苦手を克服する手外科

手外科専門医を克服する
—明日の手外科専門医のために—

田中　克己*

Key Words：手外科（hand surgery），手外科医（hand surgeon），サブスペシャルティ領域（subspeciality），手外科専門医（board of hand surgery，hand surgery specialist），専門医試験（subspeciality board certification examination）

Abstract 　　手外科専門医は日本整形外科学会と日本形成外科学会の両基本領域学会のそれぞれの専門医が，上肢全般，特に手の疾患に関する領域において，スペシャリストとして，診断・治療・リハビリテーション，さらには予防等の医療を提供している．

手は巧緻な運動能力と鋭敏な感覚を有しているとともに露出部という整容性も兼ね備えている．手の疾患は多岐にわたっており，日常生活における外傷に始まり，労働災害，スポーツ活動，生活習慣，他の様々な疾患に起因する病変，先天性疾患，加齢などによる病的変化等，多くの要因が含まれている．そのため障害が生じると，その治療はたいへん複雑なものとなり，また，その結果は患者の人生に大きな影響を及ぼすことになる．

手外科専門医は，手の高い専門的な知識と技術を兼ね備え，患者個々の希望に寄り添いながら，良質かつ安全な医療を行うことのできるスペシャリストとして，さらに社会に求められるものと考えられる．

はじめに

手外科の持つイメージを問われると，多くの方が次のように応えるかもしれない．露出部であるため患者数が多い，小児から成人・高齢者まで幅広い年齢層に及んでいる，整容的な治療が求められる．一方では，機能と整容のバランスが重要，治療が複雑で難しい，治療成績が思ったほど高くない，などの声も聴かれる．さらに手外科専門医となると，取得のための研修のハードルが高い，専門医試験が難しい，取得後の維持が大変だ，今の状況では取得してもメリットが少ないといったことも指摘される．

筆者は 2010 年から一般社団法人日本手外科学会（日本手外科学会）の専門医制度委員会，専門医試験委員会，カリキュラム委員会に委員・委員長・担当理事として，さらに現在は専門医制度委員会のアドバイザーとして，手外科専門医全般と新専門医の制度設計に関わっている．

今回，現在の手外科専門医制度について述べ，その専門医取得に必要な項目，専門医試験の実際，勉強法，専門医への心構えなどについて述べる．なお，本稿における調査の結果等に関しては日本手外科学会の許可を得ていることを申し添える．

日本手外科学会について

日本手外科学会は 1957 年に創立された．日本国内の手および上肢に関する疾病または障害に関わる患者，その家族，その他の治療，リハビリテーション等の援助を必要とする人々に対して，最新の医療情報とサービスを提供し，全ての人々が健康で文化的な生活ができる地域社会づくりと社会全体の利益の増進に寄与することを目的としている．

* Katsumi TANAKA，〒852-8501　長崎市坂本 1-7-1　長崎大学医学部形成外科，教授

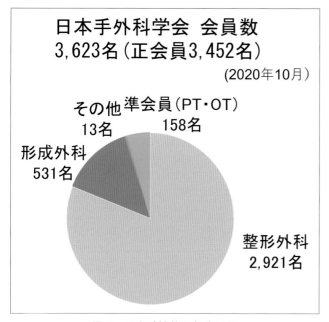

図 1. 日本手外科学会 会員数

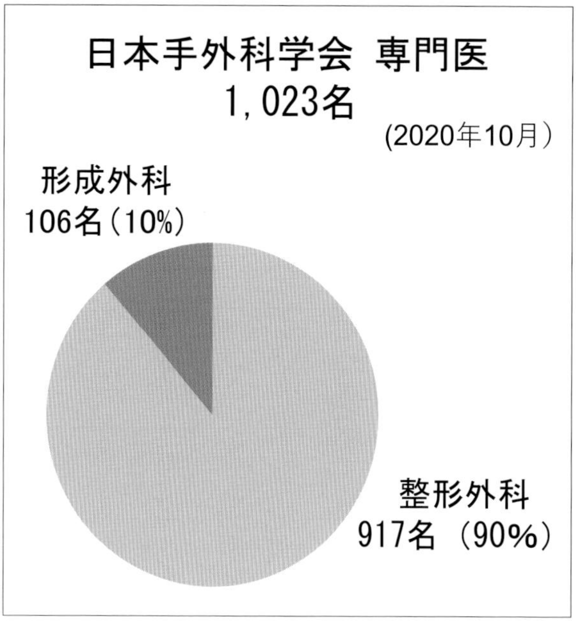

日本手外科学会 専門医
1,023名
(2020年10月)

形成外科
106名（10%）

整形外科
917名 （90%）

図 2. 日本手外科学会 専門医数

　基盤学会は公益社団法人日本整形外科学会（日本整形外科学会）と一般社団法人日本形成外科学会（日本形成外科学会）である．2020年10月の会員数は3,623名で，その中で医師数は3,452名で，医師以外は理学療法士や作業療法士などとなっている（図1）．医師の診療科では整形外科が85%，形成外科が15%の割合で，専門医数は整形外科917名，形成外科106名，全体で1,023名というのが現状である（図2）．

　日本手外科学会は2010年に一般社団法人となり，それまで日本手の外科学会であった名称を日本手外科学会と変更した．2011年に日本医学会に加盟し，2013年に現在の日本専門医機構の前身である日本専門医評価・認定機構の専門医として承認され，現在に至っている．

現行の日本手外科学会の手外科専門医とは

1．手外科専門医像

　はじめに手外科専門医像について，学会ホームページからの引用を示す．

　手外科専門医は，整形外科または形成外科専門医であり，上肢全般，特に手疾患に関する医学的スペシャリストである．人間の社会的活動における上肢の重要度を認識し，高い社会的倫理観の下

に，日々進歩する医学の新しい知識と技術の修得に努め，整形外科学または形成外科学を基盤として上肢に関わる疾患の病態を詳細に把握し，優れた診療実践能力を有する医師とされている．

　生活習慣や災害，スポーツ活動によって発生する上肢全般，特に手に関する疾患と障害の発生予防・診療に関して，早期診断，保存的・手術的治療，リハビリテーション治療などの社会が求める最新の医療を提供することで，国民の運動器の健全な発育と健康維持に貢献する．

2．経　緯

　日本手外科学会の専門医制度は2006年に発足した．当初は専門医制度の整備を行いながら，特例措置による専門医を認定し，2009年に日本専門医評価・認定機構に入社することとなった．

　日本専門医評価・認定機構から専門医制度としてのヒアリングを受け，特例措置専門医の試験実施，専門医更新時の手術実施の確認ならびに手外科専門医の均一な質を有するためのカリキュラムが必要であるとの指摘を受けた．これまでは手外科の各疾患分野の必修研修領域11分野のうち6分野の履修で可能としていたが，全ての分野で均質な知識・技能の修得が必要となり，カリキュラムの大幅な修正を行うこととなった．これにより

表 1. 研修カリキュラム対応疾患一覧表　一部抜粋

Ⅰ．皮膚・皮下組織・筋腱	研修基準	カリキュラムコード	症例数
1）基礎	C	1-01	
① 上肢の発生			
② 解剖，生理，病態，再生（筋，腱，皮膚，爪）			
2）診察法，検査，手術と保存療法の選択・手技	A	1-02	
① 皮切			
② 創傷処理（ブラッシング，洗浄，デブリドマン）			
③ 創閉鎖法（一次縫合，植皮（人工皮膚を含む），皮弁（局所皮弁，遠隔皮弁，遊離皮弁））			
3）医療倫理・医療安全	A	1-03	
4）皮膚・皮下組織の損傷	A	1-04	
5）腱損傷			
(1）屈筋腱損傷	A	1-05-1	
① 腱縫合			
② 腱移植（人工腱手術も含む）			
③ 腱移行			
④ 腱剥離			
(2）伸筋腱損傷	A	1-05-2	
① 腱縫合			
② 腱移植			
③ 腱移行			
④ 腱剥離			
⑤ 腱性槌指			
⑥ 外傷性ボタン穴変形			
⑦ （MP 関節部）伸筋腱脱臼			
⑧ 尺側手根伸筋腱脱臼			
6）筋損傷	A	1-06	
7）末梢神経損傷・障害			
(1）麻痺手の再建	B	1-07-1	
① Tetraplegic hand			
② 正中神経高位麻痺，低位麻痺			
：（以下続く）			

2013 年に日本専門医評価・認定機構から当時の専門医制度下でのサブスペシャルティ領域の専門医としてスタートした．

　その後，3 年後の制度そのものの更新を迎えることに対しても準備を行っていたが，その時点で新しい日本専門医機構に移行したため，当初の専門医制度が更新されないままに今に至っており，このまま新制度に向かうものと考えられる．

3. 制　度

A. カリキュラム

　現在のカリキュラムは前述したように，これまでの疾患分野から組織別に，Ⅰ．皮膚・皮下組織・筋腱，Ⅱ．血管・神経・リンパ管，Ⅲ．骨・関節・靭帯の 3 つに大別し，さらにその中で細分化した．その下に各疾患を並べ，それぞれに難易度に応じた研修基準を設けることで，均質な研修ができるようにした．難易度しては，A は術者・指導者として，B は助手として，C は知識としての修得が必要であるとの基準を作成し，研修と同時に実際の試験においても，この基準による出題となっている（表 1）．さらに検査（表 2）と処置（表 3）においても対応している．例えば，屈筋腱損傷・腱縫合は A，正中神経高位麻痺，低位麻痺は B，MP 関節症は C といったような基準となっている．同様に検査における電気生理学的検査は B，処置における熱傷処置は B などとなっている．

　このように組織別に大別されており，その下に疾患があるということは，学ぶものにとっては大変理解しやすいと考えられる．一方では，1 つの疾患を 3 つの組織に大別するため，体系的な考えで捉えなければ，断片的な知識の積み重ねになりかねないので，注意は必要である．

表 2. 研修カリキュラム対応検査一覧表　一部抜粋

Ⅰ．皮膚・皮下組織・筋腱		研修基準	検査コード	症例数
1）腫瘍に対して				
(1)	超音波検査	A	T1-1	
(2)	MRI	B	T1-2	
(3)	CT	B	T1-3	
(4)	病理検査	B	T1-4	
2）感染に対して				
(5)	血液検査	B	T1-5	
(6)	細菌学的検査	B	T1-6	
(7)	MRI	B	T1-7	
(8)	3 相シンチ	B	T1-8	
3）筋腱の評価				
(9)	可動域測定	A	T1-9	
(10)	徒手筋力検査	A	T1-10	
(11)	握力・ピンチ力測定	A	T1-11	
(12)	超音波検査	B	T1-12	
(13)	MRI	B	T1-13	
(14)	3DCT	C	T1-14	
4）誘発テスト				
(15)	腱損傷(FDS・FDP テストなど)	A	T1-15	
(16)	de Quervain 病(Eichhoff(いわゆる Finkelstein)テストなど)	B	T1-16	
(17)	上腕骨外側上顆炎(Thomsen テスト，middle finger テスト，chair テストなど)	B	T1-17	
(18)	腱拘縮(intrinsic tightness テストなど)	A	T1-18	
Ⅱ．神経・血管・リンパ管		研修基準	検査コード	症例数
1）神経評価				
(1)	電気生理学的検査(筋電図, 神経伝導速度, 体性感覚誘発電位, 脊髄誘発電位, 遠心性運動神経誘発電位)	B	T2-1	
(2)	発汗テスト	B	T2-2	
(3)	知覚検査(Semmes-Weinstein テスト，動的・静的 2 点識別覚)	A	T2-3	
(4)	pin-prick テスト	B	T2-4	
(5)	画像検査(単純 X 線，MRI，造影 CT，脊髄造影)	B	T2-5	
(6)	コリンアセチルトランスフェラーゼ活性	C	T2-6	
：(以下に続く)				

表 3. 研修カリキュラム対応処置一覧表　一部抜粋

Ⅰ．皮膚・皮下組織・筋腱		研修基準	処置コード	症例数
1）創傷処置				
(1)	指尖部損傷に対する保存療法(アルミホイル法を含む)	A	S1-1	
(2)	開放創処置	A	S1-2	
(3)	熱傷処置	B	S1-3	
(4)	化膿処置(切開排膿)	A	S1-4	
2）保存療法				
(5)	筋腱皮下断裂に対する保存療法(ギプス，副子，装具)	A	S1-5	
(6)	MP 関節伸筋腱脱臼に対する保存治療(装具)	C	S1-6	
3）後療法				
(7)	腱縫合術後療法(固定からリハビリテーションまで)	B	S1-7	
4）注射				
(8)	腱鞘内注射	A	S1-8	
(9)	上腕骨外側上顆炎などへの注射	B	S1-9	
5）その他				
(10)	生検	A	S1-10	
(11)	局所浸潤麻酔	A	S1-11	
Ⅱ．神経・血管・リンパ管		研修基準	処置コード	症例数
1）浮腫・うっ血				
(1)	リンパ浮腫に対するマッサージあるいは圧迫療法	B	S2-1	
(2)	再接着術後うっ血に対する処置	B	S2-2	
2）神経損傷術後の処置				
(3)	バイオフィードバック	C	S2-3	
(4)	低周波	B	S2-4	
(5)	知覚訓練	A	S2-5	
：(以下に続く)				

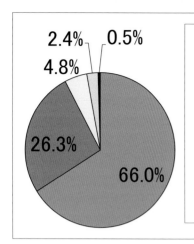

図 3.
日本手外科学会基幹研修施
設調査(2013 年)
基幹研修施設の基盤学会に
おける施設要件

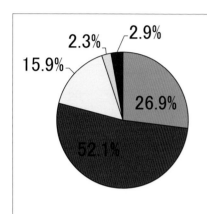

図 4.
全体としてのカリキュラム
達成度

B. 研修施設

手外科の専門医を研修可能な施設は基幹研修施設と関連研修施設に分けられており，基幹研修施設は，① 手外科手術が 3 年間継続して 100 例/年以上あること，② 臨床指導にあたる手外科専門医が 1 名以上常勤していること，③ 別に定める手外科専門医研修カリキュラム(前述の表 1〜3)に基づく研修ができること，④ 手外科に関する学習会，症例検討会を有していること，⑤ 医療安全に関する管理委員会を有していること，⑥ 手外科診療を行い得るに十分な設備を有していることと規定されている．一方，関連研修施設は，① 手外科手術が 3 年間継続して 30 例/年以上あること，② 専門医が常勤，または専門医が定期的(原則週 1 回以上)に診療をしていること，③〜⑥ は基幹研修施設と同様で，基幹研修施設の長または専門医の推薦を受け，関連研修施設の長が承諾していること，といった条件となっている．現在，基幹研修

施設 372，関連連携施設 64 の合計 436 施設において研修が行われている．

手外科においても地域的な施設数の差が大きく，また，整形外科および形成外科の専門医研修制度や人事において，必ずしも手外科研修を十分に受けることが容易でなく，関連研修施設も必要になってくる．

2013 年，日本手外科学会専門医制度委員会の調査として，学会の基幹研修施設を対象に研修制度に関するアンケートを行った．すでに日本専門医評価・認定機構に入社していたが，この時点で新しい専門医制度が始まることが決定しており，その枠組みを決めるためのものであった．基盤学会の施設要件，施設内の専門医数および専攻医数，カリキュラムの達成状況および他施設との連携等について質問を行った．その中の結果の一部を述べる．基盤学会の施設要件としては，整形外科専門研修施設が 66.0%，形成外科認定施設 26.3%，

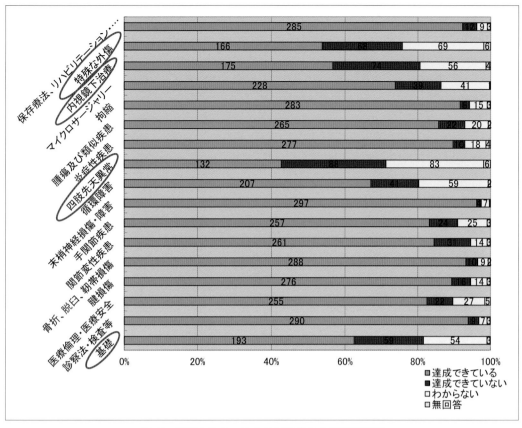

図 5. 研修カリキュラム対応疾患の分野別達成度

形成外科教育関連施設 4.8％，いずれでもない 2.4％，無回答 0.5％であった（図 3）．研修カリキュラム全体に対する達成度は十分に達成できている 26.9％，ほぼ達成できている 52.1％と両者で 3/4 を占めていた．必ずしも客観的な評価ではないものの，疾患や症例数との兼ね合いもあるものと考えられた（図 4）．また，対応疾患における分野別の達成度に関しては，回答のあった施設全体における割合をみると，診察法・検査等，末梢神経損傷・障害，骨折・脱臼・靱帯損傷，拘縮，保存療法・リハビリテーションなどでは達成している施設の割合が 90％以上と高いものの，四肢先天異常，特殊な外傷，内視鏡下治療，基礎などでは，40～60％程度と達成している施設の割合はそれほど高いものではなかった（図 5）．このことはすべての分野の中で，ある程度の達成度に差があり，個々の施設の扱う疾患の特徴もあり，専門医研修において，どこまで全般に研修可能なのか，更なる検討が必要と考えられた．

C．専門医申請資格

　手外科専門医の申請のための資格については下記に記載するすべてを具えていなければならない．

① 基盤学会（日本整形外科学会あるいは日本形成外科学会）専門医であること

② 基盤学会の内容に沿った研修カリキュラムの内，手外科に関するものを共有すること

③ 申請時において 5 年以上引き続き本学会の正会員であること

④ 通算 5 年以上の手外科に関する研修期間を有すること，そのうち通算 3 年以上は日本手外科学会認定研修施設での研修期間を有し，かつ基盤学会専門医研修終了後，通算 3 年以上の手外科診療実績を有すること

⑤ 手術経験：規定される手術症例報告

　・術者あるいは助手として手術に関与した症例：60 症例の症例一覧

・術者として手術を行った症例：前述のカリキュラムの範囲内における10症例の症例提示
⑥ 検査経験：規定される検査症例報告
⑦ 処置経験：規定される処置症例報告
⑧ 手外科学に関する研修実績
　・手外科の研修5年以上のうちの通算3年以上は専門医の指導もとで行われなければならない
　・研修内容は本学会の手外科専門医研修カリキュラムに沿ったものであること
　・直近通算5年間に3回以上，本学会学術集会に参加していること
　・直近通算5年間に1回以上は秋期教育研修会を受講していること
　・直近通算5年間で本学会が認定する教育研修講演を受講し，50単位以上取得していること，但し，必要単位の1/2以内を限度に自己申告により，学会発表，論文発表，学会又は研究会参加などで単位を取得することができる（取得単位換算は別の基準に定められている）
⑨ 手外科学に関する業績
　・直近通算5年間に本学会学術集会または，日本整形外科学会学術集会，日本形成外科学会学術集会において，主演者として1回以上の手外科に関する学術発表を行っていること
　・直近通算5年間に主著論文を2編以上有すること，但し，そのうち1編は本学会雑誌に掲載された論文であること，これに加えて規定された査読のある雑誌に掲載された論文を有すること（雑誌の規定は別に定められている）

　これだけの申請資格となると，かなりハードルが高く感じられるかもしれないが，実際には，①〜④までの中で，④の「通算3年以上は日本手外科学会認定研修施設での研修期間」という項目についてのみ人事面での配慮が必要になると考えられる．したがって，手外科を志す場合には，基

本領域の専攻医の段階で，同時に手外科の研修施設での研修となるような選択も研修期間の上では有効に働くものと考えられる．⑤〜⑦は手外科研修施設であれば，それほど問題なく経験可能と考えられる．⑧は④の施設研修の中で，個人の努力に負う部分があり，⑨に関しても同様と考えられる．

D．専門医試験

　それでは最も高いハードルと考えられるものが何かということになるが，おそらく多くの方が，専門医試験と考えているかもしれない．現在行われている専門医試験の概要について述べる．
① 試験日：年1回（例年3月下旬）
② 試験内容：筆答試験と口答試験
　・筆答試験は試験時間70分で，44題の出題．共通問題40題と整形・形成分野別の選択問題が各4題（1題2点，合計88点）で，医師国家試験に準じた形式となっている．
　・口答試験は試験時間約10分で，2題が出題される．1題は試験委員会作成の問題で，もう1題は提出症例からの出題（合計12点）で，症例の診断名，手術適応，手術方法，合併症などを問う問題となる．
③ 合格基準：筆答試験と口答試験の合計を100点満点で点数化し，合否判定を行う．

　いずれもカリキュラムにしたがって出されており，2020年3月に行われた試験では共通問題はA：30題，B：4題，C：6題，選択問題整形分野はA：1題，B：3題，形成分野はB：1題，C：3題であった．2017年の第9回からこのように4題が分野別の選択問題となったことは，整形外科医にとっても，形成外科医にとっても，より試験を受けやすい環境になったものと考えられる．また，問題は委員会内で1年かけてブラッシュアップされており，良問が多く，重箱の隅をつつくような問題は少ないと考えている．
　さらにホームページ上に，第2回専門医試験から直近の第12回専門医試験の内容と同時に第1回

から第3回までの出題問題についても掲載されており，試験の傾向は十分に確認できるものと考えられる．

合格基準は筆答試験と口答試験の合計が60点を目安と考えられる．それでは合格のためには，どのように試験に向き合うとよいのか．あくまでも私見であるが，糸口は3つあると考えている．① 筆答試験では過去問題を中心に，特にAの項目を重点的に確認し，理解する．② 次に選択問題であるが，これは整形外科，形成外科のいずれかの分野の選択であるため，絶対に4問正解を死守しなければならない．③ そして，口答試験であるが，これはきちんと受験勉強をしているとほぼ満点がとれる．実際に良問が多いが，中には奇問・難問がないとは言えないが，何も満点を目指す必要はないので，確実に6割以上を得点できるように取り組んでいただきたい．

専門医試験の受験者数と合格率はホームページに掲載されている．年によって若干の変化があるが，受験者数・合格率をみると，2018年（46名・91%），2019年（57名・77%），2020年（62名・87%）となっている．

なお，2021年の試験は当初，長崎で開催予定の第64回日本手外科学会学術集会（2021年4月22日・23日）の翌日の24日に行う予定であったが，COVID-19の状況を考え，2021年の試験は延期となった．

E．更新制度

現在，次の申請条件を満たすことで専門医の更新が可能となる．
① 基盤学会（日本整形外科学会あるいは日本形成外科学会）の専門医であること
② 申請時において5年以上引き続き本会の会員であること
③ 研修実績
　・直近通算5年間に本学会学術集会に2回以上参加していること
　・直近通算5年間に本学会が認定する教育研修講演を受講し，50単位を取得していること

ただし，必要単位の1/2を限度に自己申告により，学会発表，論文発表，学会または研究会参加などで単位を取得することができる
④ 直近通算5年間で150件の症例を提出

更新に関しては，それほどハードルは高くなく，手外科診療を普通に行い，普段から教育研修講演を受講することで問題なく，更新可能と考える．確かに2回の本学会学術集会はある程度計画的な参加が必要となるものの，各種学会の地方会や地域の研究会などでも，比較的多く研修単位が認定されているものが多いため，利用することもひとつである．ホームページ上に「教育研修講演（日手会単位の取得できる講演一覧）」があり，大変便利である．

4．現行の手外科専門医の問題点

さて，現在の手外科専門医あるいは専門医制度の問題点について述べる．

まず，手外科医にとって，せっかく苦労して取得した専門医であるが，社会での認知度がそれほど高くない，というよりも自虐的ではないが，むしろ知られていない可能性が高い．社会にとって認知度を高める方法としては，やはり広告可能な専門医であることが望ましく，また，同時に手外科専門医にとっての手術手技料等のインセンティブであるかもしれない．いずれにしても手外科専門医ということばが社会に根付かなければならないことは言うまでもない．そのためには日本形成外科学会や日本創傷外科学会のような広報活動も必要で，今年から始まった8月10日の「手（ハンド）の日」をもっと利用することも重要と考える．

次に専門医の地域的偏在に関しての問題がある．手外科専門医の地域的偏在は診療レベルの地域格差につながり，国民への広く，あまねく高度医療の提供が阻まれることになるとともに，手外科専門医の育成にとっても研修の機会が減少するなどの問題が生じることになる．これに対しては，学会のキャリアアップ委員会の中に専門医偏在対策ワーキンググループがあり，研修機会の均等化等に取り組んでいる．同時にインターネット

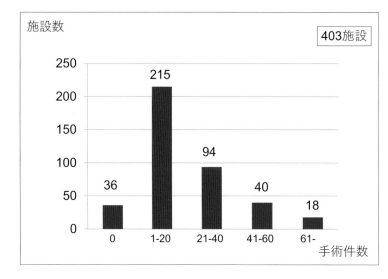

図 6.
2015 年 1 月～12 月までの 1 年間
の手外科手術全例調査
腱縫合術

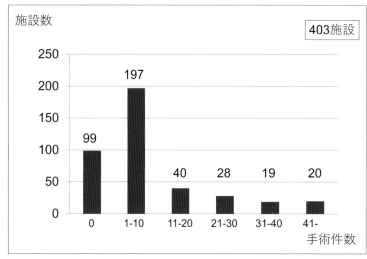

図 7.
2015 年 1 月～12 月までの 1 年間
の手外科手術全例調査
関節内骨折観血的手術（手）

などの IT 環境整備とそれを利用した取り組みが必要と考えている.

新専門医制度に向けて

先にも述べたが, 現在, 日本専門医機構は 19 の基本領域に続き, 23 サブスペシャルティ領域の担当する 24 領域の専門医制度がすでに整備されている. これに続き, 日本手外科学会の専門医制度は来年の認定に向けて新たに制度設計を始めている.

当初はサブスペシャルティ領域もプログラム制で進めるようにとの旧機構からの指示があったため, 2015 年 1 月 1 日～12 月 31 日に診療報酬点数表の K コードに該当する手術の全例調査を行っ

た. 基幹ならびに関連研修施設 408 施設中, 403 施設から回答が得られ, 1 年間で 330,756 件の手術が行われていたことが確認できた. この結果を利用して, ① 我が国の手外科手術の現状, ② 研修プログラムの整備がどこまで必要なのか, 1 施設ですべての領域を網羅できるのか, ③ 各施設での手術内容・手術件数, ④ 研修年度における到達目標, ⑤ 基本領域との研修の連続性の明確化, 等を明らかにすることを目標としたが, 実際にはその後, カリキュラム制による制度設計をとることになったため, 現在の制度とほぼ同じ形をとることとなった. この結果については, 疾患により, 施設間の差がかなり大きいことがわかったため, むしろ今後, 経年的変化等も含めて注視することも

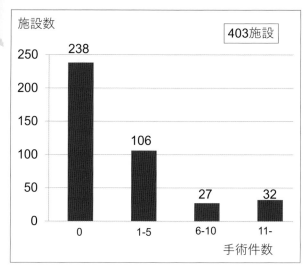

図 8. 2015 年 1 月〜12 月までの 1 年間の手外科
手術全例調査 切断四肢再接合術（指）

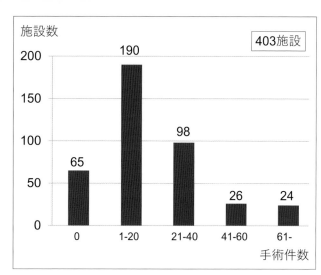

図 9. 2015 年 1 月〜12 月までの 1 年間の手
外科手術全例調査 手根管開放術

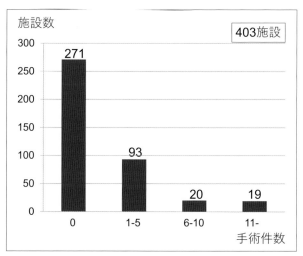

図 10.
2015 年 1 月〜12 月までの 1 年間の手外科手
術全例調査 多指症手術（軟部，骨・関節）

必要と考える（図 6〜10）

　また，基本領域との連続性については，原則的には基本領域の専門研修と平行して手外科専門研修を行うことが可能と考えている．ただし，整形外科と形成外科では，専攻医期間がそれぞれ 4 年と 5 年で異なり，1 年の差があるものの，それぞれの研修期間内に行う並行研修期間の長さにより調整が可能になると考えている．

まとめ

　手外科専門医を克服するための現状と課題，また，専門医取得のためのノウハウを述べた．手外科専門医は日本整形外科学会，日本形成外科学会の両基盤学会の上にあるサブスペシャルティ領域の専門医であり，機能的にも，整容的にも，高度の医療を提供することが可能である．まだまだ解決しなければならない問題はあるものの，1 人でも多くの手外科専門医が育つことにより，多くの患者がその恩恵を受け，社会生活を快適に送ることができるものと考えている．

参考文献

1) 一般社団法人日本手外科学会　http://www.jssh.or.jp/

第 45 回 日本口蓋裂学会総会・学術集会
テーマ：「技術革新の恩恵」

会　期：2021 年 5 月 20 日（木）～21 日（金）

会　場：宝塚ホテル（兵庫県宝塚市栄町 1 丁目 1 番 33 号）

会　長：上田　晃一（大阪医科大学形成外科）

ホームページ：http://jcpa45.umin.jp/

事務局

　大阪医科大学形成外科

　〒 569-8686　大阪府高槻市大学町 2 番 7 号

　事務局長　大槻　祐喜

お問合せ先：

　第 45 回日本口蓋裂学会総会・学術集会　運営事務局

　有限会社トータルマップ内

　〒 675-0055　加古川市東神吉町西井ノ口 601-1

　TEL：079-433-8081　FAX：079-433-3718

　E-mail：jcpa45@totalmap.co.jp

 ◀学術集会 Hp を check！

PEPARS

バックナンバー一覧

2016 年
- No. 110 シミ・肝斑治療マニュアル 好評につき増刷
  - 編集/山下理絵
- No. 118 再建外科で初心者がマスターすべき
  10 皮弁 好評につき増刷
  - 編集/関堂 充

2017 年
- No. 123 実践！よくわかる縫合の基本講座 増大号
  - 編集/菅又 章
- No. 124 フェイスリフト 手術手技アトラス
  - 編集/倉片 優
- No. 127 How to 局所麻酔＆伝達麻酔
  - 編集/岡崎 睦
- No. 128 Step up!マイクロサージャリー
  ―血管・リンパ管吻合，神経縫合応用編―
  - 編集/稲川喜一

2018 年
- No. 133 頭蓋顎顔面外科の感染症対策
  - 編集/宮脇剛司
- No. 135 ベーシック＆アドバンス皮弁テクニック 増大号
  - 編集/田中克己
- No. 136 機能に配慮した頭頸部再建
  - 編集/櫻庭 実
- No. 137 外陰部の形成外科
  - 編集/橋本一郎
- No. 138 "安心・安全"な脂肪吸引・注入マニュアル
  - 編集/吉村浩太郎
- No. 139 義眼床再建マニュアル
  - 編集/元村尚嗣
- No. 140 下肢潰瘍・下肢静脈瘤へのアプローチ
  - 編集/大浦紀彦
- No. 141 戦略としての四肢切断術
  - 編集/上田和毅
- No. 142 STEP UP! Local flap
  - 編集/中岡啓喜
- No. 143 顔面神経麻痺治療のコツ
  - 編集/松田 健
- No. 144 外用薬マニュアル
  ―形成外科ではこう使え！―
  - 編集/安田 浩

2019 年
- No. 145 患児・家族に寄り添う血管腫・脈管奇形の医療
  - 編集/杠 俊介
- No. 146 爪・たこ・うおのめの診療
  - 編集/菊池 守
- No. 147 美容医療の安全管理と
  トラブルシューティング 増大号
  - 編集/大慈弥裕之
- No. 148 スレッドリフト 私はこうしている
  - 編集/征矢野進一
- No. 149 手・指・爪の腫瘍の診断と治療戦略
  - 編集/島田賢一
- No. 150 穿通枝皮弁をあやつる！
  ―SCIP flap を極める編―
  - 編集/成島三長
- No. 151 毛の美容外科
  - 編集/武田 啓
- No. 152 皮膚悪性腫瘍はこう手術する
  ―Oncoplastic Surgery の実際―
  - 編集/野村 正・寺師浩人

- No. 153 鼻の再建外科
  - 編集/三川信之
- No. 154 形成外科におけるエコー活用術
  - 編集/副島一孝
- No. 155 熱傷の局所治療マニュアル
  - 編集/仲沢弘明
- No. 156 Maxillofacial Surgery
  - 編集/赤松 正

2020 年
- No. 157 褥瘡治療の update
  - 編集/石川昌一
- No. 158 STEP by STEP の写真と図で理解する 手指の
  外傷治療
  - 編集/小野真平
- No. 159 外科系医師必読！形成外科基本手技 30 増大号
  ―外科系医師と専門医を目指す形成外科医師のために―
  - 編集/上田晃一
- No. 160 眼瞼下垂手術―整容と機能の両面アプローチ―
  - 編集/清水雄介
- No. 161 再建手術の合併症からのリカバリー
  - 編集/梅澤裕己
- No. 162 重症下肢虚血治療のアップデート
  - 編集/辻 依子
- No. 163 人工真皮・培養表皮 どう使う，どう生かす
  - 編集/森本尚樹
- No. 164 むくみ診療の ONE TEAM―静脈？リンパ？肥満？―
  - 編集/三原 誠・原 尚子
- No. 165 瘢痕拘縮はこう治療する！
  - 編集/小川 令
- No. 166 形成外科で人工知能(AI)・
  バーチャルリアリティ(VR)を活用する！
  - 編集/大浦紀彦・秋元正宇
- No. 167 NPWT(陰圧閉鎖療法)を再考する！
  - 編集/榊原俊介
- No. 168 実は知らなかった！新たに学ぶ頭頸部
  再建周術期管理の 10 の盲点
  - 編集/矢野智之

各号定価 3,300 円(本体 3,000 円＋税)．ただし，増大号のため，No. 123,135,147,159 は定価 5,720 円(本体 5,200 円＋税)．
在庫僅少品もございます．品切の場合はご容赦ください．
（2020 年 11 月現在）

掲載されていないバックナンバーにつきましては，弊社ホームページ(www.zenniti.com)をご覧下さい．

2021 年 年間購読 受付中！
年間購読料 42,020 円(消費税込) (送料弊社負担)
(通常号 11 冊＋増大号 1 冊：合計 12 冊)

click

| 全日本病院出版会 | | 検 索 |

ボツリヌストキシンはこう使う！
―ボツリヌストキシン治療を中心とした コンビネーション治療のコツ―

No.170（2021 年 2 月号）

編集／自由が丘クリニック理事長　　古山　登隆

ボツリヌストキシン 総論………古山　登隆
上顔面ボツリヌストキシン治療
　……………………………………加藤　聖子
「笑い」の表情を損なわない中顔面における
　ボツリヌストキシン治療のコツと
　合併症の回避方法について……當山　拓也ほか
下顔面ボツリヌストキシン治療
　……………………………………堀内　祐紀

コメント

笑顔に調律するボトックスチューニング
　（BTX-TUNING®）……………西田　美穂ほか
マイクロボトックス・マイクロ
　ボトックスリフト………………今泉　明子
原発性局所多汗症の治療………征矢野進一

コンビネーション治療

1）スレッドリフトとのコンビネーション
　……………………………………佐藤　英明
2）ボツリヌストキシン＋ヒアルロン酸
　……………………………………石井　秀典
3）ボツリヌストキシン＋レーザー
　（照射系治療）……………………緒方　寿夫

No.169　編集企画：
　鳥谷部荘八　仙台医療センター医長・
　東北ハンドサージャリーセンター代表

PEPARS　No.169

2021 年 1 月 15 日発行（毎月 1 回 15 日発行）
定価は表紙に表示してあります.
Printed in Japan

© ZEN・NIHONBYOIN・SHUPPANKAI, 2021

発行者　　末 定 広 光
発行所　　株式会社　全日本病院出版会
〒 113-0033 東京都文京区本郷 3 丁目 16 番 4 号
　　　電話（03）5689-5989　Fax（03）5689-8030
　　　郵便振替口座 00160-9-58753

印刷・製本　三報社印刷株式会社　　　　電話（03）3637-0005
広告取扱店　㈱日本医学広告社　　　　　電話（03）5226-2791